Ensinger

Leitfaden zu
Kents Repertorium

Leitfaden zu Kents Repertorium

Von Dr. med. Theodor Ensinger

Neu bearbeitet von Ulrich Ensinger

7., neubearbeitete Auflage

HAUG

Karl F. Haug Verlag · Heidelberg

Die Deutsche Bibliothek – CIP-Einheitsaufnahme

Ensinger, Theodor:
Leitfaden zu Kents Repertorium / von Theodor Ensinger. – 7., neubearb. Aufl. / neu bearb. von Ulrich Ensinger. – Heidelberg : Haug, 1998
ISBN 3-7760-1730-9

1. Auflage 1975 – 6. Auflage 1995

ISBN 3-7760-1730-9

Satz: DOPPELPUNKT Auch & Grätzbach GbR, 71229 Leonberg
Druck und Verarbeitung: Laub GmbH & Co., 74832 Elztal-Dallau

Inhalt

Vorwort 7

Hinweise für den Benutzer 9

Symptome von A – Z 11

Anhang
Zusammenstellung der Unterdrückungen 277

Literatur 287

Vorwort

Dieser Leitfaden ist die Frucht jahrzehntelanger Arbeit mit *Kents Repertorium* in einer homöopathischen Praxis. Er soll dem erfahrenen Praktiker beim Repertorisieren eine Hilfe bieten und dem Anfänger helfen, sich in der Unzahl der registrierten Symptome zurechtzufinden.

Kent hat der homöopathischen Ärzteschaft ein Sammelwerk bereitgestellt, das alle registrierbaren Äußerungen des menschlichen Organismus, sowohl diejenigen normal-physiologischer Art als auch diejenigen pathologischer Art, diejenigen psychischer und diejenigen somatischer Reaktionsweise zum Inhalt hat, ein medizinwissenschaftliches Universalwerk. Gewiß spiegelt das Repertorium die Summe der Arzneiprüfungen und der aus Heilungsberichten gewonnenen Resultate der Zeit wider, in der Kent lebte, aber nichts hindert die homöopathische Ärzteschaft daran, dieses Standardwerk nach dem heutigen Stande der Heilkunst, nach der heutigen Ausdrucksweise zu ergänzen und auf dem laufenden zu erhalten.

Der Symptomenkomplex „Unterdrückung“ wurde besonders herausgestellt (*Kursivschrift*), da ja Patienten häufig nach unterdrückten Krankheitsäußerungen und mit den sich daraus herleitenden Unterdrückungssymptomen in der homöopathischen Praxis Hilfe suchen.

Symptome, für die Kent den Ausdruck „mental“ verwendet, werden als „mentale“ oder als „gedankliche“ Symptome bezeichnet, als Erscheinungen also, die der Funktion des Denkens, mithin einer Gehirnfunktion, entspringen. Der Begriff „geistig“, mit dem das Wort „mental“ oft übersetzt wird, wurde im Leitfaden nicht verwendet. „Geist“ kann nicht erkranken, und so fällt „Geistiges“ hier ganz außer Betracht.*)

„Meditation“ (71/I 71) und „meditating“ wurden als „Meditation“ und „meditieren“ belassen, und nicht mit „Nachdenken“ wiedergegeben.
„Prostration of mind“ (73/I 73) wurde nicht unter „Neurasthenie“, sondern unter „Gedankenermüdung“, „Gehirnerschöpfung“ erwähnt.

Manche Symptome sind mehrfach und unter verschiedenen Stichwörtern erfaßt. Ohne Nachschlagen und Suchen mit Querverweisen findet man so am schnellsten den entsprechenden Begriff und den Seitenverweis für den *Kent*. Im Leitfaden wurden auch möglichst alle psychischen Symptome dargestellt und soweit sie im *Kent* nicht genannt werden, mit einer homonymen Entsprechung aufgenommen.

Als Beispiel: Ein Patient hatte aus Enttäuschung über die Untreue seiner Freundin einen Selbstmordversuch unternommen. Das Stichwort „Enttäuschung" ist im *Kent* aber nicht zu finden. So muß im Leitfaden dafür ein verwandtes Symptom gefunden werden, etwa „Kränkung". Hier wird dann auf das Stichwort „Demütigung" verwiesen (25/ I 25). Auch „Verletzung des Ehrgefühls" (26/ I 26) kann herangezogen werden, ebenso „Entrüstung, Empörung" und die „üblen Folgen davon" (30/ I 30).

Die Neuauflage von *Kents Repertorium* in einem Band (14., überarbeitete Auflage 1998 im Karl F. Haug Verlag) erforderte auch die Überarbeitung des bewährten *Leitfaden zu Kents Repertorium* von Dr. Theodor Ensinger. Die Seitenverweise auf die neue einbändige Ausgabe wurden hinzugenommen, das Schrift- und Textbild vollständig neu und damit auch übersichtlicher gestaltet. Bei der Neufassung der vor mehr als 20 Jahren abgeschlossenen Arbeit des 1980 verstorbenen Autors haben mich Frau Katharina Ensinger-Wißler und Frau Johanna Ensinger sachverständig und mit großem Engagement unterstützt.

79801 Bergöschingen, im August 1998 *Ulrich Ensinger*

---

*) Anmerkung: Hahnemann hat diesem Erfordernis dadurch Rechnung getragen, daß er die „Lebenskraft", das „Lebensprinzip" nicht „geistig", sondern „geistartig" genannt hat. – Grundlegendes hierüber enthält das Kapitel „Vom Geiste" in „Das Buch vom Lebendigen Gott" von Bô Yin Râ (Verlag Kober, Bern).

Hinweise für den Benutzer

Mit dem Erscheinen der einbändigen 14. Auflage von *Kents Repertorium* im Karl F. Haug Verlag wurde eine Überarbeitung dieses bewährten *Leitfaden zu Kents Repertorium* notwendig. Die Neuauflage wurde um die Seitenverweise auf die einbändige Ausgabe des Repertoriums ergänzt.

Bei den Seitenverweisen auf das *Kentsche Repertorium* wird zuerst die einbändige Ausgabe (ab der 14. Auflage) zitiert. Dann folgt, getrennt durch einen Schrägstrich, der Seitenverweis auf die dreibändige Ausgabe des Repertoriums (bis zur 13. Auflage).

Zum Beispiel:	1007/ II 601
	239, 286/ I 239, 286
	2050, 913/ I 516, II 507

Die unterdrückten Symptome und auch deren Folge, die Unterdrückungssymptome sind wie auch schon in den Vorauflagen *kursiv* gedruckt. Im Anhang zum Leitfaden findet sich nun eine Zusammenstellung aller im Leitfaden erfaßten Hinweise auf Unterdrückungen um das Repertorisieren in diesem speziellen Bereich zu erleichtern (vgl. hierzu auch Theodor Ensinger „Unterdrückung bei Kent" in „Zeitschrift für Klassische Homöopathie", Band XII/1968, 3).
Die **fett**gedruckten Suchbegriffe der ersten Spalte wurden, soweit eine Wiederholung erforderlich war, im Text der zweiten Spalte abgekürzt. Die Spiegelstriche (–) zu Beginn der 2. Textspalte wiederholen die am Anfang der darüberstehenden Bezugszeile oder Bezugsdoppelzeile erwähnten Begriffe und Worte.

Zum Beispiel:

Abendessen	Bauch, Auftreibung nach A. 1661/ II 527
	– Blähungen nach A. 1664/ III 530
	(= Bauch, Blähungen nach Abendessen 1664/ III 530)

Folgende Abkürzungen wurden verwandt:

→	siehe	>	bessert, Besserung
⇒	vergleiche	<	verschlimmert, Verschlimmerung
ml.	männlich	ff.	und folgende Seiten
wbl.	weiblich	*)	Seitenzahl gilt nur für die Auflage 1961.

Symptome von A-Z

A

Abdomen
Bauchschmerzen nach Unterdrückung von Hämorrhoidalblutung 1678/ III 544
– durch Unterdrückung der Menses 1680/ III 546
– mit Frost und unterdrückter Menses 1678/ III 544

Abendessen
Angst nach A. 4/ I 4
Bauch, Auftreibung nach A. 1661/ III 527
– Blähungen nach A. 1664/ III 530
– Geräusche nach A. 1665/ III 531
– Schwere nach A. 1655/ III 521
– Völle nach A. 1658/ III 524
Bauchschmerzen nach A. 1675/ III 541
– nach A., Orte 1690,1696,1699/ III 556, 562, 565
– nach A., Empfindungen 1701 ff./ III 567 ff.
Brust, Zusammenschnüren nach A. 644/ II 238
Diarrhoe nach A. 1738/ III 604
Frohsinn nach A. 39/ I 39
Flatulenz nach A. 1664/ III 530
Frost während und nach A. 423/ II 17
Gähnen vor und nach A. 376/ I 376
Genitalien, ml., Erektionen beim A. 1871/ III 737
Herzklopfen nach A. 628/ II 222
Husten während und nach A. 1498/ III 364
Kopfschmerzen nach A. > 239, 286/ I 239, 286
– nach A. drückend 312/ I 312
– nach A. drückend im Hinterkopf 317/ I 317
– nach A. drückend in der Stirn 324/ I 324
Magen, Aufstoßen nach A. 1560 ff./ III 426 ff.
– Auftreibung nach A. 1570/ III 436
– Durst nach A. 1572/ III 438
– Erbrechen nach A. 1588,1600/ III 454, 466
– Pulsieren nach A. 1580/ III 446
– Schwere nach A. 1581/ III 447
– Singultus nach A. 1604/ III 470
– Sodbrennen nach A. 2005/ I 471
– Übelkeit nach A. 1608/ III 474
– Völle nach A. 1584/ III 450
Magenschmerzen, Empfindungen 1633/ III 499
– Modalitäten 1622/ III 488
Schläfrigkeit nach A. 386/ I 386

Abgase
→ Kohlenoxyd 2040/ I 506
⇒ Asphyxie durch Gasgeruch 1485/ III 351

Abgetrennt
Gefühl von abgetrennt in Extremitäten 796/ II 390

Abkühlung
→ Kälte, Kaltwerden 2037, 2038/ I 503, 504
⇒ Extremitäten 967/ II 561

Ablehnen
weigert sich Medizin zu nehmen 115, 143/ I 115, 143

Ablenkung
Zahnschmerzen, A. > 1364/ III 230
→ Beschäftigung > 17/ I 17
⇒ an Beschwerden denken < 25/ I 25
⇒ Kopfschmerz, daran denken < 321/ I 321
⇒ Gliederschmerzen, daran denken < 966/ II 560
⇒ Schulterschmerzen, daran denken < 979/ II 573

Abmagerung
1941/ I 407
Bauchdecke 1647/ III 513
Brust 607/ II 201
Extremitäten 1521/ III 387
trotz Hunger 1555/ III 421
Rücken 703/ II 293
von gelähmten Extremitäten 793/ II 387
⇒ magere Menschen 1960/ I 426

Abneigung gegen
Fremde in Gesellschaft 57/ I 57
Ausgehen 14/ I 14
Bett 17/ I 17
Ehemann 1/ I 1
Familie 1/ I 1
Heirat 60/ I 60
Kinder 64/ I 64
das andere Geschlecht 1, 81/ I 1, 81
das eigene Geschlecht bei Frauen 37/ I 37
Farben 34/ I 34
Kopfarbeit, Gedankenarbeit 11/ I 11
Lachen 67/ I 67
Musik 29/ I 29
Scherze 96/ I 96
Sitzen 95/ I 95
Spielen (Kinder) 96/ I 96
Tätigkeit, geschäftliche 103/ I 103
Vergnügen 114/ I 114

Abortus
Fehlgeburt 1907/ III 773
Delirium 22/ I 22
Husten 1507/ III 373
Konvulsionen der Arme 889/ II 483
Ovarialschmerz, brennend 1930/ III 796
nach Verletzungen 1908/ III 774
durch Unterdrückung von Kummer 1908/ III 774

Abscheu vor dem Leben
1/ I 1
⇒ Lebensüberdruß 69/ I 69

Absitzen
Hinsitzen 2056/ I 522
⇒ Sitzen 95/ I 95

Absonderungen
A. > 2024/ I 490 (für Auflagen ab 1971)
Augen 1135/ III 1
Hals 1401/ III 267
Hautausschläge 579/ II 173
Kehlkopf 1443/ III 309
Mund 1321/ III 187
Nase 1301/ III 167
Ohren 1193/ III 79
Prostata 1801/ III 667
Vagina 1912/ III 778
⇒ Schleimhautabsonderungen, vermehrt 1972/ I 438
⇒ *Unterdrückung von A. 62, 179, 1957/ I 62, 179, 423*
⇒ *Unterdrückung von Hautausschlägen 597/ II 191*

Absterben der Finger
(„Digiti mortui") → Finger weiß, livid 822/ II 416
Taubheit der Finger 948/ II 542
Unempfindlichkeit der Finger 814/ II 408

Abstillen
Diarrhoe 1739/ III 605
wunder Schmerz in den Brustwarzen 694/ II 288

Abszesse
1941/ I 407
Anus 1757/ III 623
Bauchwand 1667/ III 533
Extremitäten 828/ II 422
Gesicht 481/ II 75
Hals außen 1437/ III 303
Inguinaldrüsen 1667/ III 533

Kiefer und Kieferhöhle 481/ II 75
Kopf 173/ I 173
Leber 1669/ III 535
Leistengegend 1667/ III 533
Lippen 481/ II 75
Lungen 637/ II 231
Mammae 639/ II 233
Mandeln 1419/ III 285
Ovarien 1871/ III 757
Parotis 481/ II 75
Schleimhaut, Parenchym 1800/ III 666
Submaxillardrüsen 481/ II 75
Schweißdrüsen (Achselhöhle) 623/ II 217
Zahnwurzeln 1354/ III 220

Abwärtsfahren
2033/ I 499
Angst beim A. 5/ I 5

Abwärtsgehen
2025/ I 491
< 2025/ I 491
⇒ Kopfschmerzen beim A. 252/ I 252
⇒ Schwindel beim A. 154/ I 154

Abwechselnd
sich abwechselnde Zustände 1988/ I 454

Achillessehne
1009, 1063, 1089/ II 603, 657, 683

Achselhöhle
Drüsenschwellung 622/ II 216
Drüsenverhärtung 623/ II 217
Drüsenschmerz 657/ II 251
Haut 625/ II 219
schmerzempfindlich 668 ff./ II 262 ff.

Ächzen
Stöhnen, Wimmern 99/ I 99
⇒ Jammern 63/ I 63, 64*)
⇒ Seufzen 94/ I 94

Aconit-Mißbrauch
620/ II 214

Addison Morbus
1800/ III 666
⇒ Haut, bronzefarben 491/ II 85

Adenoide Vegetationen
→ Nase, Schwellung 1287/ III 153
⇒ schwammige Gefäßschwellung 1288/ III 154

Adipositas
1948/ I 414

Affektiert 2/ I 2

Afterfissuren 1762/ III 628

Agalaktie 640/ II 234

Agoraphobie 8, 45/ I 8, 45

Akkommodation der Augen 1210/ III 76

Akne 500, 708/ II 94, 302

Akne rosacea 500/ II 94

Akromion Schmerzen 980/ II 574

Albernes Benehmen
2/ I 2
alberne(s) Ausgelassenheit 38/ I 38
– Lachen 67/ I 67
– Lächeln 68/ I 68
– Spaßen 96/ I 96
⇒ alberne Antwort 11/ I 11

Albuminurie
1852/ III 718
mit Wassersucht der Beine 937/ II 531

Alkoholische Getränke
Abneigung gegen A. 1551/ III 417
Blutandrang zum Kopf < durch A. 177/ I 177
Diarrhoe 1739/ III 605
Erbrechen durch Alkoholvergiftung 1588/ III 454
Hämoptoe 622/ II 216
Husten durch Trinken von A. 1504/ III 370
Kopfschmerz < durch A. 240/ I 240
Rückenschmerzen 751/ II 345
Schwindel 154/ I 154
Singultus 1604/ III 470
Verlangen 1616/ III 482
Verwirrung durch Alkoholgenuß 116/ I 116
⇒ Alkoholische Stimulantien 2025/ I 491
⇒ Alkohol in Form von Wein > 2062/ I 528
⇒ Rauschfolgen 2051/ I 517

Alkoholismus
⇒ alte Trinker-Diarrhoe 961/ III 612
⇒ psychische Symptome und Leiden bei Trinkern 55/ I 55
⇒ Rauschfolgen, Alkoholvergiftung 2051/ I 517

⇒ Säuferwahn 86/ I 86
⇒ Trunksucht 108/ I 108
⇒ Zittern bei Delirium tremens 961/ II 555

Allein, Alleinsein
> 57/ I 57
< 58/ I 58
Abneigung gegen Gesellschaft, fürchtet trotzdem A. 57/ I 57
will A. gelassen werden 2/ I 2
Furcht vor dem A. 41/ I 41
Furcht er/sie könne sich bei A. ein Leid antun 69/ I 69
hartnäckige Gedanken, wenn A. 52/ I 52
wünscht beim Gehen A. zu sein 57/ I 57
Reizbarkeit 79/ I 79
ruhelos 83/ I 83
schwermütig 90/ I 90
stumpfsinnig 106/ I 106
untröstlich, A. < 111/ I 111
⇒ Gefühl der Vereinsamung 112, 114/ I 112, 114

Allergie
→ Abneigung 1551/ III 417
⇒ Ekel 1609/ III 475

Allmählich
Schmerz, beginnt a. 2000/ I 466
⇒ Bauchschmerz, Modalitäten 1648/ III 541
⇒ Magenschmerz, Modalitäten 1622/ III 488

Alopecia areata
kahl 186/ I 186

Alpdruck
5/ I 5

Alptraum
390/ I 390
⇒ Angst mit Druck auf Brust 5/ I 5

Alte Leute
1942/ I 408
Blasenkatarrh 1820/ III 686
Blasenlähmung 1819/ III 685
Bronchitis 637/ II 231
Diarrhoe 1739/ III 605
Enuresis 1809/ III 675
Flatulenz 1664/ III 530
Husten 1495/ III 361
Husten, krampfhaft 1526/ III 392

Husten, rasselnd 1525/ III 391
Kopfschmerzen 240/ I 240
Obstipation 1750/ III 616
Pleuritis 621/II 215
Pneumonie 620/ II 214
Schlaflosigkeit 381/ I 381
Schwäche 1975/ I 441
Schwindel 155/ I 155
Tuberculosis pulm. 638/ II 232
Trübsehen 1207/ III 73
Urinentleerung, häufig 1806/ III 672
Vergeßlichkeit 113/ I 113
⇒ Auswurf schwierig 1548/ III 414
⇒ Auswurf reichlich 1549/ III 415

Altern vorzeitiges Altern 1942/ I 408

Altersgangrän 561/ II 155

Altes Aussehen altes Aussehen des Gesichts 481/ II 75

Ameisenlaufen 1993/ I 459
⇒ Taubheit, A. 941/ II 535

Amenorrhoe 1897/ III 763
nach Unterdrückung der Menses 1902, 1903/ III 768, 769

Amputation Phantomschmerz im Amputationsstumpf 958, 975/ II 552, 569

Analfissur 1762/ III 628

Analfistel 1757/ III 623

Analgesie 1993, 2015/ I 459, 481

Analprolaps 1747, 1752/ III 613, 618

Anämie 1942/ I 408
des Gehirns 173/ I 173

Anästhesie im Hals 1404/ III 270
nach Unterdrückung von Ausschlägen 550/ II 144
der Haut 550/ II 144
⇒ Unempfindlichkeit der Extremitäten 814/ II 408
⇒ Taubheit 2017/ I 483
⇒ Torpor 29/ I 29

Aneurysma aortae 625/ II 219
⇒ Blutgefäße 1943/ I 409

Anfälle Angst 4/ I 4
Bauchschmerzen, Modalitäten 1675/ III 541
Bewußtlosigkeit 19/ I 19
Brustschmerzen 650/ II 244
epileptische und epileptiforme A. 1953/ I 419
Fieber 437, 447, 448/ II 31, 41, 42
Frost 409/ II 3
Gesichtsschmerz, Modalitäten 528/ II 122
Husten, Tageszeit 1492/ III 358
Kopfschmerzen 240/ I 240
Krämpfe 1951/ I 417
Magenschmerzen, Modalitäten 1622/ III 488
Schmerzanfälligkeit allgemein 2000/ I 466

Anfälligkeit für Erkältungen 2038/ I 504

Anfangen, etwas impulsiv 63/ I 63
→ unentschlossen 109/ I 109
⇒ hat keine Lust, etwas anzufangen 111/ I 111

Anfassen muß alles anfassen 2/ I 2
will nicht angefaßt werden 2/ I 2

Angeberei Bramarbarsieren → Selbstüberhebung 94/ I 94

Angiektasien 1943/ I 409
am Kopf 182/ I 182

Angina pectoris 626/ II 220
Brustkrampf, Herz schmerzhaft 637/ II 231
Gliederschmerzen, Arme, mit Herzsymptomen 974/ II 568
Muskelkrampf, Herz 636/ II 230
⇒ klemmender Schmerz 673/ II 267
⇒ krampfartiger Schmerz 673/ II 267
⇒ Zusammenschnüren 646, 647/ II 240, 241

Angst 2/ I 2
Herzklopfen 628/ II 222
qualvolle A., Seelenangst 8/ I 8
verrückt zu werden 43, 126/ I 43,126
Gefühl im Bauch 1648/ III 514

– in der Blase 1803/ III 669
– in der Brust 607/ II 201
– im Magen 1575 / III 441
⇒ Schreck durch Beschwerden 87/ I 87
⇒ Furcht 40/ I 40

Ängstlich 83/ I 83
Atmung, ängstlich 1465/ III 331
Harndrang, ängstlich 1813/ III 679
⇒ Mangel an Selbstvertrauen 94/ I 94
⇒ zaghaft 149/ I 149

Anhaltender Schmerz Kopfschmerz 240/ I 240

Anklammern Kind schreit, klammert sich an 10/ I 10

Ankylose 883/ II 477

Anlehnungsbedürfnis → Verlangen nach Gesellschaft, nach einem Freund 58/ I 58

Anmaßend 10/ I 10
herausfordernd 61/ I 61
unverschämt 111/ I 111
⇒ Frechheit, Impertinenz 37/ I 37

Annäherung Abneigung gegen A. 1/ I 1

Anosmie 1279/ III 145

Anreizen anregen, anspornen, anstacheln 10/ I 10

Ansehen will nicht angesehen werden 2/ I 2

Ansprechen will nicht angesprochen werden 2/ I 2

Ansteckung Furcht vor A. 41/ I 41

Anstrengung körperliche A. 2025/ I 491
Augen 1157/ III 23
Atemnot 1470/ III 336
Bauchschmerzen 1676/ III 542
Fieber 457/ II 51
Frieren 429/ II 23
Husten 1495/ III 361
Kopfschmerzen 240/ I 240
Magenschmerzen 1622/ III 488

Schwindel 155/ I 155
gedankliche, mentale A. 10/ I 10
Kopfschmerzen nach gedanklicher, mentaler A. 250/ I 250

Anthrax
Milzbrand 829/ II 423

Antipathie
→ Abneigung 1/ I 1

Antizipation
Beschwerden durch Erwartung, Vorgefühl, Vorfreude 33/ I 33
⇒ Furcht, daß sich etwas ereignen werde 42, 124/ I 42, 124
⇒ Furcht vor Unheil 47/ I 47
Erregung bei Erwarten von Ereignissen 32/ I 32

Antwort
Stupor kehrt nach A. sofort zurück 11/ I 11
⇒ antwortet richtig, Delirium und Bewußtlosigkeit kommen sofort wieder 18/ I 18

Antwort wird lange überlegt
11/ I 11
⇒ Schwerfälligkeit 105/ I 105

Antworten abgeneigt
10/ I 10
weigert sich zu antworten 11/ I 11
⇒ abgeneigt zu reden, wortkarg 76/ I 76

Antwortet
abweisend 1/ I 1
barsch, kurz, schroff 10/ I 10
überstürzt, unrichtig, unverständlich 11/ I 11
⇒ abweisende Stimmung 1/ I 1
⇒ kurz angebunden 66/ I 66
⇒ spricht hastig 97/ I 97
⇒ unbesonnen 109/ I 109
⇒ ungestüm 110/ I 110
⇒ unrichtig, gibt falsche Antwort 35/ I 35
⇒ zurückhaltend, reserviert I 151
⇒ Verwirrung (benommener Kopf) 115/ I 115

Anus
1757/ III 623
Schmerzen 1769 ff./ III 635 ff.
Wundheit der Rima ani 835, 1766/ II 429, III 632
Zusammenschnüren 1761/ III 627
Blutung des A. durch Unterdrückung der Menses 1757/ III 623

Aorta Aneurysma der Bauchaorta 1670/ III 536

Apathie Indifferenz 102/ I 102

Äpfel Abneigung 1551/ III 417
Verlangen 1616/ III 482

Apfelsinen Verlangen 1616/ III 482
Übelkeit vom Geruch der A. 1608/ III 474

Aphasie 11, 1341/ I 11, III 207

Aphonie 1457/ III 323

Aphthen Mund 1331/ III 197
Gaumen 1398/ III 264
Hals 1416/ III 282
blutende A. der Brustwarzen 639/ II 233

Apoplexie 1972/ I 438
Furcht vor A. 46/ I 46
apoplektische Krämpfe 1952/ I 418
– Lähmung 1959, 908, 909, 910/ I 425, II 502, 503, 504
Sprachverlust 1341/ III 207
stertoröse Atmung 1480/ III 346

Appendizitis Wurmfortsatzentzündung 1648/ III 514

Appetit 1554/ III 420
Essen vermehrt A. 1557/ III 423
– vermindert A. 1558/ III 424
⇒ launenhaft 1556, 1620/ III 422, 486

Apyrexie 724/ II 318

Arbeit abgeneigt 1/ I 1
Abneigung gegen Verstandes-A. 11/ I 11
Abneigung gegen Tätigkeit 102/ I 102
⇒ Abscheu gegen den Beruf 1/ I 1
⇒ Faulheit 34/ I 34
⇒ Handarbeit < 2036/ I 502

Arbeit, Gedankenarbeit Verlangen nach Gedanken-A. 12/ I 12

Arbeitsam fleißig 36/ I 36
möchte tätig sein 101/ I 101

Arcus senilis Gerontoxon, Greisenbogen 1152/ III 18

Ärger → Zorn 150/ I 150
Angst 4/ I 4
wird in den Beinen gefühlt 796/ II 390
Atemnot 1470/ III 336
Bauchschmerz 1676/ III 542
Brustschmerz 650/ II 244
Diarrhoe 1739/ III 605
Erbrechen 1589/ III 455
Galleerbrechen 1597/ III 463
Gesichtsschmerzen, Modalitäten 528/ II 122
Fieber 457/ II 51
Herzklopfen 628/ II 222
Husten 1499/ III 365
Ischias 997/ II 591
Kopfschmerzen 241/ I 241
Krämpfe 1952/ I 418
Leberentzündung 1669/ III 535
Leberschmerzen 1662/ III 558
Magen, verdorbener 1587/ III 453
Obstipation 1750/ III 616
Rückenschmerzen 724/ II 318
Schlaflosigkeit 1750/ I 381
Schwäche 1975/ I 441
Unterschenkelschmerzen 1010/ II 604
Zittern 151, 1989/ I 151, 455
Beschwerden durch unterdrückten Ä. 151/ I 151

Ärgerlich → reizbar, gereizt 77/ I 77
→ verdrießlich 112/ I 112

Argwöhnisch 12/ I 12

Arme schmerzhaft 974 ff./ II 568 ff.

Armut Furcht vor A. 41/ I 41
⇒ Wahn, glaubt er sei arm 121/ I 121

Arsen-vergiftung 2025/ I 491

Arterien Gefühl von Schrotkugeln 2015/ I 481

Arteriosklerose → Puls drahtig 1966/ I 432
→ Puls hart 1967/ I 433

Arthritis 817/ II 411

Arzneimittelmißbrauch homöopathische Mittel wirken nicht mehr 1971/ I 437
Diarrhoe 1746/ III 612
Gastritis 1586/ III 452
Kopfschmerzen 241/ I 241
Obstipation 1750/ III 616
Überempfindlichkeit 1971/ I 437

Arzneiverweigerung weigert sich Arznei einzunehmen 115, 143/ I 115, 143

Arzt Furcht vor dem A. 41/ I 41
⇒ schickt den A. nach Hause 80/ I 80

Askariden 1756/ III 622

Asphyxie 1485/ III 351
der Neugeborenen 1485/ III 351

Asthenopie 1206/ III 72

Asthma abwechselnd mit Gicht, Kopfschmerzen, nächtlicher Diarrhoe, Urtikaria 1466/ III 332
abwechselnd mit Hautausschlägen 1466/ III 332
Bronchialasthma 1465/ III 331
durch Unterdrückung von Hautausschlägen 1466/ III 332
Heuasthma, A. allergicum 1309,1466/ III 175, 332
durch Unterdrückung der Menses 1467/ III 333
Urtikaria 597/ II 191
Wetterwechsel 1468/ III 334
⇒ Schnupfen von Blütenstaub 1467/ III 333

Astigmatismus 1156/ III 22

Aszites 1672/ III 538

Ataxie 905/ II 499

Atelektase der Lungen 637/ II 231

Atem, Atmung A. 1465/ III 331

übelriechend (foetid) bei Husten 1323/ III 189
heiß 1480/ III 346
Bauchatmung 1476/ III 342
kalt 1333/ III 199
oberflächlich 1481/ III 347
tief 1482/ III 348
tief Atemholen macht Schwindel: Modalitäten 155/ I 155

Atemgeräusche 1477/ III 343

Atemnot 1468/ III 334
bei kalter Luft 1474/ III 340
bei kaltem Wetter 1473/ III 339
durch Kehlkopfkrampf 1477/ III 343
im Schlaf 1474/ III 340
in warmem Bad, nach warmen Getränken, durch warme Kleidung, bei warmen Speisen, in warmen Zimmern 1476/ III 342
⇒ Angst zu ersticken 42/ I 42
nach Unterdrückung von Ausschlägen 1472, 1484/ III 338, 350
nach Unterdrückung von Masern, Menorrhagie, Menses 1474/ III 340

Atherom 577/ II 171
Kopf 173/ I 173
Ellbogen 835/ II 429

Atonie Darm 1752/ III 618
Uterus 1908/ III 774

Atrophie Drüsen 1946/ I 412
Extremitäten 793/ II 387
Mamma 639/ II 233
Rückenmuskeln 699/ II 293

Aufdecken im Bett → Entblößen < 2030/ I 496
→ bei Fieber > 457/ II 51

Aufdringlich → sich einmischen 27/ I 27

Auffahren Zusammenfahren 12/ I 12
⇒ Erschrecken 33/ I 33

Auffassung, langsame
105/ I 105

Aufgesprungene Hände
829/ II 423

Auflegen
Handauflegen auf kranke Stelle > 2036/ I 502

Aufrecht gehen
unmöglich, muß gebeugt gehen 744, 772, 1711/ II 337, 338*), 366, III 577

Aufrecht sitzen
Rückenschmerzen < 729/ II 323

Aufrecht stehen
nach Sitzen fast unmöglich 730/ II 324
Modalitäten 730/ II 324

Aufregung
→ Erregung 31/ I 31
⇒ A. über Kleinigkeiten 32/ I 32
⇒ A. über schreckliche Dinge, traurige Geschichten 87/ I 87
⇒ erschrickt leicht durch Kleinigkeiten 33/ I 33

Aufrichten
→ Strecken des Rückens 730, 799/ II 324, 373
⇒ beim A. vom Bücken 726/ II 320

Aufsitzen
muß im Bett A. 2057/ I 523
muß zum Husten A. 1502/ III 368
muß sich aufsetzen beim Umdrehen im Bett 731, 780/ II 325, 374
⇒ Brustschmerzen beim A. 663/ II 257
Hustenanfall > bei A. 1493/ III 359
Husten hohl, bei A. > 1524/ III 390
⇒ Atemnot im Bett 1470/ III 336
⇒ Schmerzen im Kreuz beim Umdrehen im Bett 749/ II 343, 344*)

Aufstehen
2025/ I 491
Fieber beim und nach A. aus dem Bett 457/ II 51
bei Frost 429/ II 23
⇒ Gesichtsschmerzen < bei A. aus dem Bett 528/ II 122
⇒ Rückenschmerzen, nach langem Sitzen ist A. und aufrecht stehen fast unmöglich 725, 730/ II 319, 324
⇒ A. vom Sitzen mit Rückenschmerzen 724/ II 318

Aufstoßen	Magen 1558/ III 424 Magenschmerzen, Modalitäten 1623/ III 489 kann nicht A. → unvollständig 1562/ III 428 *Unterdrückung des A. mit Magenschmerzen 1562, 1623/ III 428, 489*
Auftreibung	Bauch 1661/ III 527 Magen 1570/ III 436 *des Bauches und Flatulenz nach Unterdrückung der Menses 1662/ III 528*
Auftreten	Erschütterung beim A., Modalitäten 2031/ I 497 Kopfschmerzen beim A. 242/ I 242 Hodenschmerzen beim A. 1913/ III 779
Aufwärts-gehen	→ Steigen 2058/ I 524
Augen	1135/ III 1 Empfindungen 1141/ III 7 Entzündung 1145/ III 11 Erysipel um ein Auge 503/ II 97 Modalitäten 1157/ III 23 Augenschmerzen, Empfindungen 1177/ III 43 – Modalitäten 1169/ III 35 – Orte 1175/ III 41 Ringe um die A., haloniert 490/ II 84 Schmerz unter den A. 535/ II 129 Verletzungen der A. 1143, 1159, 1166, 1173/ III 13, 25, 32, 39 ⇒ Augenlider blau 1149/ III 15 ⇒ *Augenlider, Schwellung durch Unterdrückung der Menses 1162/ III 28*
Augenbrauen	1143, 1151, 1154/ III 9, 17, 20
Augen-schließen	sieht beim A. nur Phantome und verzerrte Gesichter 122, 127/ I 122, 127
Aura, epileptische	1953/ I 419 Gefühl im Bauch 1650/ III 516 – in den Extremitäten 796/ II 390 – im Magen 1575/ III 441 – im Rücken 699, 713/ II 293, 307 – in den wbl. Genitalien 1889/ III 755

Ausdauer
fehlt 14/ I 14
⇒ Willenskraft fehlt 111/ I 111
⇒ Unbeständigkeit 109/ I 109

Ausfluß, Fluor
Fluor vaginalis 1853/ III 759

Ausgehen
Abneigung gegen A. 14/ I 14
⇒ Abneigung gegen frische Luft 2044/ I 510

Ausrenkung
spontane A. 886/ II 480
⇒ Schmerz wie ausgerenkt 753/ II 347
⇒ Schmerz wie verrenkt 1097/ II 691
⇒ Schmerz wie verdreht 1094/ II 688

Ausscheidungen
→ Absonderungen > 2024/ I 490 (ab Auflage 1971)
Ausschläge → unterdrückte Hautausschläge 597/ II 191
Blutandrang zum Kopf bei unterdrückten A. oder plötzlich aufhörendem Schmerz 179/ I 179
Hysterie nach Unterdrückung von A. 62/ I 62
Konvulsionen nach Unterdrückung von A. 1957/ I 423

Ausschweifungen
Ausschweifung, liederliches Leben 14/ I 14
Folgen sexueller A. 2056/ I 522
Kopfschmerzen nach A. 263/ I 263
vergeßlich nach sexuellen A. 114/ I 114
⇒ psychische Symptome infolge sexueller Exzesse 94/ I 94
⇒ Mangel an moralischem Empfinden 71/ I 71

Austern
Abneigung gegen A. 1551/ III 417
verursachen Magenauftreibung 1570/ III 436
verursachen verdorbenen Magen 1587/ III 453
Verlangen nach A. 1616/ III 482
< nach A. 1646/ I 512

Auswüchse
hornige A. an Händen und Sohlen 829/ II 423
⇒ Hornhaut an Händen und Sohlen 832/ II 426

Auswurf
1537/ III 403
Aussehen des A. 1538/ III 404
blutiger A., Hämoptoe 622, 1539/ II 216, III 405
fadenziehender A. 1547/ III 413
Modalitäten 1549/ III 415

bei Tuberkulose 1539/ III 405
blutig nach Unterdrückung der Menses 1540/ III 406

Ausziehen
Kleidung 2026/ I 492
< Jucken der Ausschläge 553, 602/ II 147, 196
⇒ Entblößen 2030/ I 496
⇒ Entblößen der Extremitäten 912/ II 506

Automatische Bewegungen
18/ I 18

Autorität
→ diktatorisch 25/ I 25

Aversion
Abneigung gegen gewisse Personen 1/ I 1
⇒ Empfindlichkeit gegen gewisse Personen 28/ I 28

B

Baden
gefolgt von Diarrhoe 1739/ III 605
Diarrhoe nach Seebad 1745/ III 611
> Hautjucken 553/ II 147
< Husten 1488, 1489, 1496/ III 354, 355, 362
> Kopfhitze 192/ I 192
häufiges Kaltbaden < 432/ II 26
Kälte nach zu häufigem Kaltbaden 432/ II 26
Seebad < 2026/ I 492

Balanitis
1865, 1870/ III 731, 736

Balggeschwulst
Atherom 577/ II 171

Ball
→ Kugel, Gefühl von Kugel 1996/ I 462
⇒ Kugel rollt im Abdomen 1652/ III 518
⇒ Kugel rollt im Magen 1578/ III 444
Gefühl, man säße auf einem B. 121, 1801/ I 121, III 667
– Kloß, aufsteigend im Hals 1406, 1578, 1652/ II 272, 444, 518

Bananen
Abneigung 1551/ III 417
Verlangen 1616/ III 482

Band
Gefühl eines B., Reifens 2020/ I 486
Reifengefühl um die Augäpfel 1144/ III 10
um den Bauch 1649, 1660/ III 515, 526
festes Binden > Kopfschmerzen 312/ I 312
um die Brust 613/ II 207
Extremitäten, Gefühl wie eingebunden 797, 816/ II 391, 410
um den Rücken 706/ II 300
⇒ Zusammenschnüren des Halses 1438/ III 304
⇒ Zusammenschnüren der Hypochondrien 1660/ III 526
⇒ Zusammenschnüren des Kopfes 231, 234/ I 231, 234

Bandage
→ Gefühl wie eingebunden, Extremitäten 797/ II 391
⇒ gefesselt 798/ II 392
⇒ Strumpfbandgefühl 816/ II 410

Bandscheibe 785/ II 379

Bangigkeit → Besorgnis wird im Bauch empfunden 1649/ III 515

Barsches Wesen
→ Grobheit 59/ I 59
⇒ Unverschämtheit 111/ I 111

Bartflechte
→ Impetigo 187, 505, 589/ I 187, II 99, 183
⇒ Herpes in den Barthaaren 504/ II 98

Basedow
1442/ III 308
⇒ Exophthalmus 1137/ III 3

Bauch
dicker, vergrößerter B. 1648/ III 514
⇒ aufgetriebener B. bei Kindern 1662/ III 528
⇒ aufgetriebene Drüsen 1670/ III 536
⇒ Krämpfe der Bauchmuskeln 1647/ III 513
⇒ Bauchlage I 508/ 2042
Bauchlage > Bauchschmerzen, Modalitäten 1679/ III 545
– im Schlaf 378/ I 378
– bei Magenschmerzen, Modalitäten 1626/ III 492
Bauchschmerzen > durch Stuhlgang, Modalitäten 1682/ III 548
⇒ Bauchschmerz treibt zur Verzweiflung 1683/ III 549
Auftreibung des B. bei Unterdrückung der Menses 1662/ III 528
Bauchschmerzen, krampfende, nach Unterdrücken von Hämorrhoidalblutung 1678, 1715/ III 544, 581
– mit Frost und unterdrückter Menses 1678/ III 544
– durch Unterdrückung der Menses 1680/ III 546
– während der Menses 1689, 1691, 1695, 1698, 1710/ III 555, 557, 561, 564, 576

Beben
1942/ I 408
der Lippen des Unterkiefers 484/ II 78
Gefühl von B. in Drüsen 1993/ I 459

Bechterew Morbus B. 720, 740, 750, 753 ff./ II 314, 334, 335*), 344, 347 ff.

Beißt sich in Unterlippe, Wange, Zunge 1333/ III 199

Beleidigt schnell 15/ I 15

Benommenheit → Stupor 15/ I 15
durch Unterdrücken von Hautausschlägen 16/ I 16

Berührung Berührt werden, Modalitäten 2027/ I 493
⇒ anfassen 2/ I 2

Berührungsempfindlich 2027/ I 493

Betrunkenheit Gefühl von B. 116, 156, 174/ I 116, 156, 174

Bett Bleiben im B. 17/ I 17
heiße Füße, werden aus dem B. gestreckt (entblößt sie nachts) 860, 861, 912/ II 454, 455, 506
Furcht vor dem B. 41/ I 41
Furcht vor etwas unter dem B. 42, 122/ I 42, 122
Jucken im B. 552, 555/ II 146, 149
Liegen im B. 378, 2042/ I 378, 508
Sitzen im B. 2057/ I 523
Springt aus dem B. 17, 98/ I 17, 98
Schwäche im B. 1978/ I 444
Schwindel im B. 156, 158/ I 156, 158
Unruhe im B. 83/ I 83
Unruhe treibt aus dem B. 83/ I 83
will von einem B. in ein anderes B. 83/ I 83
wälzt sich im B. umher 83, 725/ I 83, II 319
zu hart 1995/ I 461
zu heiß 2060/ I 526
zu kalt 429/ II 23
⇒ Federbett < 725/ I 499

Bettwärme Modalitäten 2060, 970 ff./ I 526, II 564 ff.

Beugemuskeln Schmerzen 971/ II 565

Beugen Atemnot, Modalitäten 1470/ III 336
Bauchschmerzen beim B., Modalitäten 1705, 1714, 1720, 1727/ III 571, 580, 586, 593
– Darmbeingegend 1686/ III 552
– Hypochondrium 1688/ III 554
– Leber 1692/ III 558
– Nabel 1698/ III 564
Anziehen, B. der Beine > Ischias 997/ II 591
> Leistenschmerz 1694/ III 560
> Magenschmerz 1623/ III 489

bei Brustschmerzen, Modalitäten 651/ II 245
Gliederschmerzen, Arme 975/ II 569
– Beine 994/ II 588
– Ellbogen (beim B. des Armes) 983, 1051/ II 577, 645
– Fuß 1016/ II 610
– Gelenke 972, 977/ II 566, 571
– Handgelenk 987, 1095/ II 581, 689
– Hüfte 1000/ II 594
– Knie 1007 ff./ II 601 ff.
– Knöchel 1096/ II 690
– Oberarm 981/ II 575
– Oberschenkel 1003/ II 597
– Unterschenkel 1011/ II 605
– Unterarm 985, 1052, 1099/ II 579, 646, 693
– Waden 1013/ II 607
mit Wadenkrampf 895/ II 489
Kopf nach hinten beugen 174/ I 174
Zahnschmerz durch Kopfbeugen 1164/ III 230

Bewegung Modalitäten 2027/ I 493
– Augenschmerzen 1171/ III 37
– Bauchschmerzen 1676/ III 542
– Brustschmerzen 651/ II 245
– Diarrhoe 1739/ III 605
– Fieber 457/ II 51
– Frost 430/ II 24
– Genitalien ml., Schmerzen 1913/ III 779
– Genitalien wbl., Schmerzen 1923/ III 789
– Gesichtsschmerzen 529/ II 123
– Gliederschmerzen 966/ II 560
– Halsschmerzen 1424/ III 290
– Husten 1497/ III 363
– Kopfschmerzen 243, 244/ I 243, 244
– Magenschmerzen 1623/ III 489
– Menorrhagie 1900/ III 766
– Ohrenschmerzen 1230/ III 96
– Rückenschmerzen 725/ II 319
– Wadenkrampf 895/ II 489
– Zahnschmerzen 1364/ III 230
Gesten, Gebärden, unfreiwillig 49/ I 49
Glieder 793/ II 387

< Afterschmerz 1069/ III 635
< Atemnot 1470/ III 336
konvulsive B. 794/ II 388

Bewußtlosigkeit
im Fieber 19, 439, 443/ I 19, II 33, 37
durch Schmerz 20/ I 20
bei Kopfschmerz 244/ I 244
durch Unterdrückung von Hautausschlägen und Menses 19/ I 19

Bewußtseinsstörung
bei Pneumonie 620/ II 214
⇒ Vergehen der Sinne 95, 170/ I 95, 170

Bienenstiche
520/ II 114

Bier
Appetit 1557/ III 423
Atemnot 1471/ III 337
Aufstoßen 1560, 1565/ III 426, 431
Diarrhoe 1739/ III 605
Durst 1572/ III 438
Erbrechen 1589/ III 455
Flatulenz 1662/ III 528
Kopfhitze 190/ I 190
Kopfschmerzen 244/ I 244
Kratzen im Hals 1407/ III 273
Magenschmerz 1623/ III 489
Schwäche 1976/ I 442
Schwere im Magen 1582/ III 448
Schwindel 157/ I 157
Sodbrennen 1605/ III 471
Stumpfsinn, Trägheit 106/ I 106
Übelkeit 1609, 1610/ III 475, 476
verdorbener Magen 1587/ III 453
Verwirrung 117/ I 117
Verlangen 1616/ III 482
< 2046/ I 512
< Husten 1504/ III 370
> Zahnschmerzen 1364/ III 230

Bifurkation
Hustenreiz 1514, 1522/ III 380, 388

Binden des Bauches
> Magenschmerz 1623/ III 489

Binden des Kopfes
bei Kopfschmerz, Modalitäten 244/ I 244
> Kopfschmerz, Empfinden 302, 312, 348, 360/

I 302, 312, 348, 360
> bei Vergrößerungsgefühl 224/ I 224

Bisse giftiger Tiere 1988/ I 454

Blähungen, eingeklemmte 1664/ III 530

Blähungsabgang
Modalitäten 2029, 1748/ I 495, III 614
Afterschmerzen 1769/ III 635
> Auftreibung des Bauches 1662/ III 528
Bauchschmerzen 1676, 1714/ III 542, 580
> Brustbeklemmung 610/ II 204
Harndrang 1814/ III 680
Harnröhrenschmerz 1846/ III 712
> Husten 1497, 1533/ III 363, 399
> Kopfschmerzen 244/ I 244
> Magenauftreibung 1570/ III 436
> Magenschmerzen 1623/ III 489
> Rückenschmerzen 725, 748/ II 319, 341, 342*)
Stuhldrang 1754/ III 620
unwillkürliche Darmentleerung 1766/ III 632

Blasen
auf der Haut 582/ II 176
⇒ Verbrennung 1986/ I 452
Gefühl von aufsteigenden B. 1994/ I 460

Blasenentzündung
nach Unterdrückung von hämorrhoidalen Blutungen oder der Menses 1820/ III 686
Zystitis 1819/ III 685

Blasenkatarrh
1820/ III 686
nach Unterdrückung von Gonorrhoe 1820/ III 686

Blasensteine
1819/ III 685
Gefühl von Stein in der Blase 1803/ III 669

Blatt
Gefühl von einem B. vor den Choanen 1404/ III 270
Gefühl B. verschließt die Luftröhre 1444/ III 310

Blaue Flecke Ekchymosen 1987, 549, 819/ I 453, II 143, 413

Blausucht der Neugeborenen 1946, 1485/ I 412, III 351

Bleivergiftung 2029, 902, 962, 1677/ I 495, II 503, 556, III 543

Blennorrhoe 1865, 1869/ III 731, 735

Blepharitis 1148/ III 14

Blick
starr 1137/ III 3
wild 484, 1138/ II 78, III 4

Blinddarmentzündung Typhlitis 1648/ III 514

Blinddarmgegend Ileocoecalgegend, Schmerzen 1692, 1704, 1711, 1730/ III 558, 570, 577, 596

Blindheit
vorübergehende B. 1193/ III 59
bei Kopfschmerz 244, 1194/ I 244, III 60
Erblindung 1153/ III 19

Blinzeln
1139/ III 5
> → Augen, Modalitäten 1157/ III 23

Blut
Auswurf, Haemoptoe 622, 1538/ II 216, III 405
Darmkot 1785/ III 651
Erbrochenes 1595/ III 461
Schweiß 461/ II 55
kann kein B. sehen 21, 51/ I 21, 51
⇒ Ohnmacht bei Sehen von B. 18, 1963/ I 18, 429
Gefühl, als ob B. stagniert 1994/ I 460
– von Blutstagnation in der Brust 613/ II 207
– als ob B. ströme 1994/ I 460
Urin 1851/ III 717

Blutandrang
Extremitäten 796/ II 390
Gesicht 484/ II 78
Genitalien, wbl. 1892/ III 758
Kopf 177/ I 177
zum Kopf infolge Unterdrückung der Menses 179/ I 179
Ohr 1225/ III 91
Skrotum 1866/ III 732

Blutgefäße
Entzündung 1947/ I 413
Erweiterung 1943/ I 409
Hitze in den erweiterten B. 438/ II 32
Kälte wird in den B. empfunden 420/ II 14
am Kopf 182/ I 182
Schmerzen, brennende, in den B. 2001/ I 467

Blutige Absonderungen	der Hautausschläge 579/ II 173 bei Schnupfen 1301/ III 167
Blutleere	in den Extremitäten 820 ff./ II 414 ff.
Blutüberfülle	Plethora 1943/ I 409
Blutungen	1943/ I 409 Anus 1757/ III 623 Augen 1141/ III 7 Darm 1785/ III 651 Fieber mit B. 439/ II 33 Gehirn 183/ I 183 Hals 1401/ III 267 Hämoptoe 622, 1539/ II 216, III 405 Harnblase 1819/ III 685 Harnröhre 1823/ III 689 Haut 549/ II 143 intermenstruell 1906/ III 772 Krampfadern 958/ II 552 Magen 1595, 1600/ III 461, 466 Menorrhagie 1899/ III 765 Metrorrhagie 1904/ III 770 Mund 1335/ III 201 Nase 1283/ III 149 Ohren 1213/ III 79 aus Wunden 1987/ I 453 nach Zahnextraktion 1345/ III 211 Zunge 1383/ III 249
Blutvergiftung	Sepsis 1983/ I 449
Blutwallungen	1943, 1949/ I 409, 415
Bohren	mit den Fingern in der Nase 1282/ III 148
Bösartig, Boshaft	20/ I 20
Bramarbasieren	„Angeben“, → Selbstüberhebung 94/ I 94 ⇒ Übertreibung 108/ I 108
Branntwein	< 2025/ I 491 Abneigung 1551/ III 417 Verlangen 1616/ III 482

> Übelkeit 1609/ III 475
< Husten 1504/ III 370

Brechwürgen 1593/ III 459

Bronchien Bronchialkatarrh, Bronchitis 619/ II 213
⇒ Husten 1514, 1522/ III 380, 388

Bronchitis ⇒ Lungenkatarrh 637/ II 231

Brot < 2046/ I 512
Abneigung 1551/ III 417
Aufstoßen 1560, 1567/ III 426, 433
Erbrechen 1589/ III 455
Hitze im Magen 1577/ III 443
< Husten 1504/ III 370
Kopfschmerz 245/ I 245
Kratzen im Hals 1407/ III 273
Schwere im Magen 1582/ III 448
Magenschmerz 1623/ III 489
Übelkeit 1609/ III 475
Verlangen 1617/ III 483

Brüche → Hernien 1647, 1694/ III 513, 560

Brummen im Kopf → Summen 202/ I 202
Kopfschmerzen, brummend, → summend 359/ I 359
Ohrgeräusche, brummend 1256/ III 122

Brustbein 646/ II 240
Atemnot durch Druck auf B. 1471/ III 337
Knacken im B. 615/ II 209
Schmerzen 657/ II 251
Schmerz, Empfindungen 668 ff./ II 262 ff.
wie verrenkt 689/ II 283

Brustfell-entzündung → Rippenfellentzündung 620/ II 214
Husten bei B. 1505/ III 371

Brustkinder → Säuglinge 2052/ I 518
⇒ verstopfte Nase 1318/ III 184

Brustkorb Mitte des B. 661/ II 255
Seiten des B. 662/ II 256
unterer Teil des B. 665/ II 259

Brustkrebs 639/ II 233

Brustmuskeln 658/ II 252

Brustschmerzen wie verrenkt 689/ II 283

Bruststiche in der 11. und 12. Rippe 689/ II 283

Brustwarzen atrophisch deformierte B. 639/ II 233
unempfindlich 641/ II 235
Wundheit der B. 641/ II 235
Wundheitsschmerz bei Berührung durch Kleider 694/ II 288

Brutal → grausam 59/ I 59
grob 59/ I 59

Bubo 1667/ III 533
nach Unterdrückung von Gonorrhoe 1667/ III 533

Bücken macht Atemnot 1471/ III 337
Bauchschmerzen beim B. 1677, 1714, 1722, 1727/ III 543, 580, 588, 593
Blutandrang zum Kopf 178/ I 178
Brustschmerzen 651/ II 245
Gesichtsschmerzen 529/ II 123
Herzklopfen 629/ II 223
Husten 1497/ III 363
Kopfschmerzen 245 ff./ I 245 ff.
Kreuzschmerzen 747/ II 341, 342*)
Leberschmerzen 1690/ III 556
Leistenschmerzen 1694/ III 560
Magenschmerzen 1623/ III 489
Nasenbluten 1265/ III 151
Nierenschmerzen 1829, 1832, 1833/ III 695, 698, 699
Ovarialschmerzen 1924/ III 790
Rückenschmerzen 725, 782, 786/ II 319, 376, 380
Schwindel beim B. 157/ I 157
Schwindel bei Aufrichten vom B. 155/ I 155
macht Zahnschmerzen, Modalitäten 1364/ III 230

Bursitis 886/ II 480
der Handgelenke 935/ II 529

Butter

< 2046/ I 512
Abneigung 1551/ III 417
Aufstoßen 1560/ III 426
Verlangen 1617/ III 483

C

Canthus	Augenwinkel, Entzündung 1148/ III 14
Caput obstipum	Tortikollis 1439/ III 305
Caruncula lacrimalis	1148/ III 14
Chemosis	der Bindehaut 1140, 1161/ III 6, 27
Cheyne-Stokes-Atmung	1483, 1485/ III 349, 351
Chinin	Mißbrauch 2029, 544, 548/ I 495, II 38, 42 Singultus durch Ch. 1604/ III 470
Chloasma uterinum	nach Entbindung 491/ II 85
Chlorose	1944, 491/ I 410, II 85
Choanen	Fremdkörper, jucken, kratzen, prickeln in den Ch. 1275 ff./ III 141 ff. Nasenschmerz erstreckt sich zu den Ch. 1291/ III 157 Schwellung der Ch. 1288/ III 154 zäher Schleim an den Ch. 1306, 1403/ III 172, 269 Speisereste in den Ch. 1277/ III 143
Chorda	Entzündung der Harnröhre 1826/ III 692
Chorea	1945, 886/ I 411, II 480 *durch Unterdrückung von Ausschlägen 1946/ I 412*
Chorioidea	1148/ III 14
Commotio cerebri	250/ I 250
Cri encéphalique	88/ I 88

D

Damm	→ Anus und Perineum 1759 ff./ III 625 ff. Hautausschläge um den Anus 1765/ III 631 Schmerzen im Perineum 1773 ff./ III 639 ff. Schwellung des Anus 1767/ III 633 Völle im Perineum 1761/ III 627 Wundheit im Perineum 1766/ III 632
Damokles-Schwert	Gefühl, Schwert hängt über dem Kopf 136/ I 136
Darmatonie	1752/ III 618
Darm-entleerung	explosiv 1786/ III 652 unbemerkt 1761/ III 627 unwillkürlich 1766/ III 632
Darm-geräusche	Gurgeln 1749/ III 615 Gurgeln, Tageszeit 1666/ III 532 Kollern, Rumpeln 1664, 1749/ III 530, 615
Darmlähmung	1749/ III 615
Darmver-wachsungen	Gefühl von D. 1658/ III 524
Daumen-lutschen	→ Kinder stecken Finger in der Mund 1334/ III 200
Deformitäten	Deformationen 853/ II 477
Dekubitus	577/ II 171
Delirium im Fieber	134, 443, 448/ I 134, II 37, 42
Delirium tremens	86/ I 86 Zittern bei D. 961/ II 555
Demütigung	25/ I 25 weint nach D. 144/ I 144 ⇒ Ehrgefühl verletzt 26/ I 26
Denken, Daran-denken	→ 96/ I 96 Beschwerden, Modalitäten 25/ I 25 Ärger bei D. an Beschwerden 151/ I 151

Gliederschmerzen < durch D. 966/ II 560
Kopfschmerzen < durch D. 321/ I 321
kann nicht an ihren Zustand D. 106/ I 106
Schulterschmerzen 979/ II 573
Zahnschmerzen 1364/ III 230

Depression Schwermut 89/ I 89

Dermatitis 557/ II 151

Desorientiertheit Fehlen des Ortssinns 35/ I 35

Diabetes mellitus → Zucker im Urin 1852/ III 718

Diarrhoe
mit Bauchschmerz 1677/ III 543
> alle Symptome 1739/ III 605
Erbrechen 1589, 1600/ III 455, 466
Erregung 1740/ III 606
Essen, Modalitäten 1740/ III 606
Frieren 430/ II 24
Gehen 1741/ III 607
herausschießend 1786/ III 652
Hitze im Kopf 190/ I 190
> Husten 1508/ III 374
Kollaps nach D. 1951/ I 417
ölig aussehend 1792/ III 658
Samenverlust 1881/ III 747
Schwäche 1976/ I 442
Schweiß 476/ II 70
Schmerzen, brennend, im After 1775/ III 641
schneidend 1779/ III 645
schmerzlose D. 1745/ III 611
wäßrig 1794/ III 660
Wassertrinken < D. 1745/ III 611
wundmachende D. → Fäzes, wundmachend 1765/ III 631
Wundheitsschmerz 1778/ III 644
durch Unterdrückung von Hautausschlägen 1742/ III 608

Dick
1948/ I 414
dicker Bauch bei Kindern 1648/ III 514

Diebisch → Kleptomanie 65/ I 65

Digiti mortui abgestorbene Finger 796, 814, 822, 948/ II 390, 408, 416, 542

Diphtherie 1403, 1449/ III 269, 315
Albuminurie 1852/ III 718
Herzstörung 626/ II 220
Kehlkopf 1450/ III 316
Nase 1307/ III 173
Nasenbluten 1285/ III 151
Schnupfen 1313/ III 179
Schwachsichtigkeit 1208/ III 74

Dipsomanie Trunksucht 108/ I 108

Distorsion 1094/ II 688

Doppeltsehen 1210/ III 76
mit Schwindel 158/ I 158

Dösen 371/ I 371

Draht Gefühl, wie eingeschnürt mit D. 2020/ I 486

Drang Harndrang 1812/ III 678
Stuhldrang 1753/ III 619
schmerzhafter D. → Tenesmus, After 1782/ III 648
⇒ Stuhldrang, quälender Zwang 1755/ III 621
Tenesmus 1816/ III 682
vergeblich 1752/ III 618

Drehen Modalitäten 2029/ I 495
Gegenstände drehen sich 161/ I 161

Drehschwindel 158/ I 158
Bett dreht sich um 158/ I 158

Dreinschlagen möchte D. → Kämpfen 64/ I 64

Druck Modalitäten, 2029, 2030/ I 495, 496
< Bauchschmerz 1677/ III 543
< Magenschmerz 1623/ III 489
Druckschmerz, wie von einem Gewicht 2003/ I 469
im Rektum, wie eingeklemmte Fäzes 1777/ III 643
nach unten im Uterus (bearing down) 1928/ III 794
Kopfschmerzen, wie von einem Gewicht 313, 317/ I 313, 317

Druckempfindlich 2029/ I 495

Drüsen
Abszesse 1941/ I 407
Atrophie 1946/ I 412
Entzündung 1947/ I 413
Fisteln 1946/ I 412
Geschwülste 1958/ I 424
Geschwüre 1948/ I 414
Knoten, perlschnurartig 1983, 1986/ I 449, 452
Schmerzen 1995/ I 461
Schwellungen 1982/ I 448

Drüsenverhärtungen 1986/ I 452
Achselhöhle 622, 623/ II 216, 217
Gesicht 484, 487, 521, 522/ II 78, 81, 115, 116
Genitalien, ml., Hoden 1877/ III 743
Hals 1437/ III 303
in den Leisten 1667/ III 533
Meibom'sche-D. 1165/ III 31
Mesenterialdrüsen 1670/ III 536
Sublingualdrüse 487/ II 81
Submaxillardrüsen 481 ff./ II 75 ff.
Submentaldrüse 484/ II 78
Tränendrüsen 1162/ III 28

Dunkelheit 26, 2030/ I 26, 496
Angst im Dunkeln 5/ I 5
Furcht vor D. 42, 43/ I 42, 43
Schwermut in der D. 90/ I 90
Weinen in der D. 144/ I 144
⇒ untröstlich, D. < 111/ I 111

Dupuytren Verkürzung der Handbeugesehnen 887/ II 481
⇒ Verhärtung der Fingersehnen 913/ II 507

Durchnässung 2050/ I 516
Naßwerden der Füße 713/ II 507
Harnblase, Einwirkung von Kälte und Nässe 1806/ III 672

Durst 1571/ III 437
bei Appetitlosigkeit 1555/ III 421
auf kaltes Wasser 1618/ III 484
auf warmes Wasser 1620/ III 486

auf kleine, auf große Mengen 1574/ III 440
unstillbarer D. 1575/ III 441

Durstlosigkeit 1572/ III 438

Dysbasie 905/ II 499

Dysenterie Ruhr 1744/ III 610
mit Tenesmus 1782/ III 648

Dysmenorrhoe 1901, 1926/ III 767, 792
membranacae 1899/ III 765

Dyspepsie verdorbener Magen 1587/ III 453

Dyspnoe 1468/ III 334

Dysurie 1804/ III 670
bei Dysmenorrhoe 1804/ III 670
infolge Unterdrückung der Menses 1804/ III 670

E

Egoismus 94/ I 94

Ehe Ehebruch, Folgen bei Partner, → Demütigung 25/ I 25
⇒ Entrüstung, Empörung 30/ I 30
⇒ Gedanken an Heirat unerträglich 60/ I 60

Ehefrau Abneigung gegen Ehemann 1, 26/ I 1, 26

Ehrgefühl 26/ I 26
verletztes E. → Beleidigung 15/ I 15

Eier < durch E. 2047/ I 513
Abneigung 1551/ III 417
Aufstoßen mit Geschmack nach faulen E. 1563/ III 429
Erbrechen nach E. 1589/ III 455
Geschmack im Mund nach faulen E. 1325/ III 191
gekochte E. mit Sodbrennen 1606/ III 472
Geruch des Fäzes nach faulen E. 1790 III 656
Geruch des Flatus nach faulen E. 1749/ III 615
Übelkeit durch Essen und durch Geruch von E. 1609/ III 475
Verdauungsstörung 1586/ III 452
Verlangen 1617/ III 483

Eierstock → Ovarien 1906/ III 772

Eierstockentzündung 1891, 1892/ III 757, 758
bei plötzlicher Unterbrechung der Menses 1892/ III 758
bei Unterdrückung von Gonorrhoe 1892/ III 758

Eifersucht 26/ I 26
streitsüchtig aus E. 101/ I 101

Eigensinn 26/ I 26
⇒ will keinen Rat annehmen 76/ I 76

Eile immer in E. 26/ I 26
⇒ Ungeduld, nicht warten können 109/ I 109

Eingebunden ⇒ zusammengeschnürt, Extremitäten 797, 816/ II 391, 410

Einhüllen
des Kopfes bei Kopfschmerzen, Modalitäten 246/ I 246

Einsamkeit
→ Vereinsamung 114/ I 114

Einschlafen
371/ I 371
bei Zuhören, Unterhaltung 372/ I 372
der Extremitäten 943/ II 537

Eis
Eiscreme, Gefrorenes < 2047/ I 513
⇒ Erbrechen nach E., Modalitäten 1589/ III 455
Husten, Modalitäten 1505/ III 371
Kopfschmerzen 246/ I 246
Magenschmerzen, Modalitäten 1624/ III 490
Übelkeit 1608/ III 475
Verlangen 1617/ III 483

Eisenbahnkrankheit
Fahren in Bahn oder Wagen 2033/ I 499
Magenschmerzen beim Fahren 1624/ III 490
Übelkeit beim Fahren 1610/ III 476
⇒ Furcht beim Fahren 42/ I 42
⇒ Erbrechen beim Fahren 1589/ III 455

Eisenmißbrauch
Mißbrauch von Eisenpräparaten 2030/ I 496
Kopfschmerzen nach E. 246/ I 246

Eisige Kälte
407/ II 1
Finger 877/ II 471
Füße 891/ II 475
Hände 876/ II 470
Haut 551/II 145
Rücken vor epileptischem Anfall 713/ II 307
Sohlen 882/ II 476
Zehen 883/ II 477

Eisklumpen
Magenschmerzen, Gefühl wie E. 1578/ III 444

Eiter, Eiterung
Abszesse 1941/ I 407
Augen 1135/ III 1
Auswurf 1541/ III 40
Extremitäten 818, 828, 829/ II 412, 422, 423
Fäzes 1785/ III 651
Fluor genitalis 1894/ III 760
Genitalien, ml. 1865/ III 731
Harnröhre 1821/ III 687
Hautausschläge, eitrige 579, 582/ II 173, 176

Kieferhöhle 481/ II 75
Nase 1302/ III 168
Ohren 485/ III 79
Abszesse am Zahnfleisch 1345/ III 211
Zahnwurzel 1354/ III 220

Ejakulation praecox 1880/ III 746
retarda 1880/ III 746

Ekchymosen 1987/ I 453
Augen 1141/ III 7
Extremitäten 819, 822/ II 413, 416
Haut 549/ II 143
Zunge 1383/ III 249
⇒ Totenflecke alter Leute 559/ II 153

Ekel vor Nahrung und Getränken 1609/ III 475

Eklampsie → Krämpfe während der Schwangerschaft 1956/ I 422
→ Krämpfe im Wochenbett 1957/ I 423
→ Fingerkrämpfe bei der Entbindung 892/ II 486

Ekstase 27/ I 27

Ektropium 1154/ III 20

Ekzem 583/ II 177
Arme 839 ff./ II 433 ff.
Brust 623/ II 217
Extremitäten 836/ II 430
Gelenke 832/ II 432
Genitalien, ml. 1875/ III 741
Gesicht 502/ II 96
Kniekehle 853/ II 447
Kopf 187/ I 187
Mund 499 ff., 505, 506/ II 93 ff., 99, 100
Ohren 1223/ III 89
Rücken 708/ II 302

Elektrische Funken, Gefühl auf der Haut 552/ II 146
auf der Nase 1275/ III 141

Elektrische Schläge, Gefühl 803/ II 397

Elektrischer Schlag, Gefühl 1999/ I 465
durch den Bauch 1654/ III 520
am Kopf 214, 215/ I 214, 215
auf den Rücken 702/ II 296
im Uterus 1891/ III 757
an den Zähnen 1352/ III 218

Elektrischer Strom, Gefühl an den Extremitäten 797/ II 391

Empfindlichkeit äußere und innere 1994/ I 460
Extremitäten 911/ II 505
Gesicht 495/ II 79
Haut 549/ II 143
des Kopfes gegen Hitze, → Kopfschmerzen bei Sonne 264/ I 264
Magen 1638/ III 504

Empfindsamkeit 27/ I 27
gegen Schmerzen 1994/ I 460
⇒ Reizbarkeit 77/ I 77

Empfindungslosigkeit Anästhesie, Unempfindlichkeit 1971/ I 437
Torpor 29/ I 29
⇒ Analgesie 1993/ I 459

Emphysem 637, 1471/ II 231, III 337

Empörung 30/ I 30
⇒ Zorn mit Entrüstung 151/ I 151

Emprosthotonus 15/ II 309
Opisthotonus 715/ II 309

Empyem 637/ II 231

Empyocele 1880/ III 746

Endokarditis 691/ II 213
mit Schwellung der linken Hand 935/ II 529

Energisch → impulsiv 63/ I 63
⇒ geschäftig 56/ I 56

Entbindung 1907/ III 773
Bewußtlosigkeit 18/ I 18
Blindheit, vorübergehende 1194/ III 60
Gliederschmerzen 966/ II 560

Schmerzen in der Hüfte 1001/ II 595
Haarausfall 185/ I 185
Hämorrhoiden < durch E. 1763/ III 629
Harnblase, Schwäche nach E. 1819/ III 685
Harnblase, Lähmung nach E. 1819/ III 685
Harnverhaltung nach E. 1818/ III 684
Herzschmerzen 659/ II 253
Husten 1507/ III 373
Muskellähmung der Beine nach E. 910/ II 504
Muskelkrämpfe der Finger 892/ II 486
Obstipation 1753/ III 619
Ovarialschmerzen 1924/ III 790
Placenta retenta 1909/ III 775
Prolaps des Rektums 1753/ III 619
Prolaps des Uterus 1910/ III 776
Rigidität des Os uteri 1909/ III 775
Rücken, lahmes Gefühl in der Lumbalregion nach schwerer E. 761/ II 355
Rückenschmerzen, wehtuend 776/ II 370
Schwäche der Beine 919/ II 513
Schwäche der Unterschenkel 922/ II 516
Steißbeinschmerzen 750/ II 331*), 344
Uterusschmerzen 1930/ III 796
Urin enthält Albumen während und nach E. 1852/ III 718
⇒ Hüftschmerzen nach Zangengeburt, 1001/ II 595
⇒ Kreuzschmerzen bei Zangengeburt 749/ II 343, 344*)

Entblößen 2030/ I 496 <
<, Modalitäten 912/ II 506
⇒ Ausziehen 2026/ I 492
der Extremitäten 912/ II 506
bei Fieber >, Modalitäten 457/ II 51
Frieren bei E. 429/ II 23
der Füße bei brennender Hitze 860/ II 454
des Kopfes 181/ I 181
des Körpers, schamlos 86, 103/ I 86, 103
Schnupfen durch E. 1306/ III 175
der Sohlen bei Hitze 861/ II 455
⇒ Neigung zum E. der Füße 912/ II 506

Enteritis 1672/ III 538

Entfremdet	der eigenen Familie 29/ I 29
Entropium	der Lider 1154/ III 20
Entrüstung	Empörung 30/ I 30
Entzündung	1946/ I 412
Enuresis	1809/ III 675 bei Husten und Niesen 1810/ III 676
Enzephalitis	183/ I 183 Tuberkulose 184/ I 184 ⇒ zerebrales Fieber 439/ II 33
Epididymitis	1870/ III 736
Epigastrium	Bauchschmerzen quer durch das E. 1685/ III 551 Frost ausgehend von der Herzgrube 418/ II 12 – bösartig in der Magengrube 407/ II 1 Hustenreiz im E. 1522/ III 388 Gefühl von Kitzelhusten im E. 1514/ III 380
Epilepsie	1953/ I 419
Epileptische Aura	1953/ I 419 ausgehend von den Extremitäten 796/ II 390 wird im Magen gefühlt 1575, 1579/ III 441, 445 Eiseskälte läuft den Rücken herunter 713/ II 307 vom Uterus zum Hals ausbreitend 1889/ III 755
Epistaxis	1283/ III 149
Epitheliom	1958, 577/ I 424, II 171
Epolis	1350/ III 216
Erbrechen	2031, 1587/ I 497, III 453 im Fieber 458, 1590/ II 52, III 456 bei Kopfschmerzen 246, 247, 1591/ I 246, 247, III 457 vor oder nach Menses 1591/ III 457 während Menses 1591, 1594/ III 457, 460 bei Urtikaria 1594/ III 460 *bei Unterdrückung der Menses 1591/ III 457* *durch Unterdrückung von Urtikaria 1594/ III 460* ⇒ E. erst einige Stunden nach dem Essen 1600/ III 466

Erbrechen, blutig
an Stelle der Menses 1596/ III 462
während der Menses 1596/ III 462
nach Unterdrückung von Hämorrhoidalblutungen 1596/ III 462
bei Unterdrückung der Menses 1596/ III 462

Erektionen
schmerzhaft 1872/ III 738

Erfrierung
2031/ I 497
Füße wie erfroren 797/ II 391
⇒ Frostbeulen 829/ II 423

Erhitzung
2031, 430/ I 497, II 24
⇒ Kalttrinken bei E., Folgen 2048/ I 514

Erkältung
alljährliche 427/ II 21
Diarrhoe nach E. 1740, 1742/ III 606, 608
durch kalte Füße 2038, 881/ I 504, II 475
durch nasse Füße 2050, 913/ I 516, II 507
im Frühjahr und im Herbst 432/ II 26
Furcht vor E. 42/ I 42
Neigung zur E. 2038/ I 504
nach Schwitzen 2050/ I 516

Erkennen
erkennt seine Angehörigen nicht 147/ I 147
erkennt in der Wut seine Verwandten nicht 76/ I 76

Ermahnung
< 30/ I 30
⇒ Beschwerden durch Tadel 101/ I 101

Erniedrigung
25/ I 25
⇒ respektlos 26/ I 26

Erosion
der Portio uteri, → Entzündung des Uterus 1892/ III 758
⇒ Fluor genitalis, wundmachend 1895/ III 761

Erotomanie, Nymphomanie
E. 55/ I 55
⇒ erotische Hysterie 62/ I 62
⇒ küßt jeden 66/ I 66
⇒ mannstoll 70/ I 70
N. durch Unterdrückung der Menses 71/ I 71
⇒ umarmt alles 108/ I 108

Erregung
31/ I 31
Asthma 1466/ III 332
Atemnot < durch E. 1471/ III 337

Aufstoßen 1560/ III 426
Bauchschmerzen 1677/ III 543
Brustschmerzen 652/ II 246
Diarrhoe 1740/ III 606
Erbrechen 1589/ III 455
Gesichtsschmerzen, Modalitäten 529/ II 123
Herzklopfen 629/ II 223
Husten 1499/ III 365
Magen, verdorbener 1587/ III 453
Übelkeit 1610/ III 476

Erröten 178/ I 178
Gesichtsröte bei Erregung 494/ II 88
⇒ Blutwallungen nach Gemütsbewegung 1977/ I 410
Hitzewellen bei Raserei 513/ II 107
plötzliche Röte im Gesicht 495/ II 89
umschriebene, hektische Röte im Gesicht 495/ II 89

Erschlaffung der Muskeln 1947/ I 13
⇒ E. der Extremitäten 924/ II 518
⇒ E. des Pylorus 1603/ III 469

Erschütterung des Rückenmarks 1799/ III 665
seelische E., → schreckliche Dinge ergreifen tief 87/ I 87

Erstechen könnte im Zorn jemand erstechen 151/ I 151
⇒ Raserei, versucht zu töten 76/ I 76
⇒ plötzlicher Impuls zu töten 105/ I 105

Ersticken Furcht zu E. 42/ I 42
⇒ Atmung langsam mit Erstickungsgefühl 1481/ III 347
Husten, erstickend 1512/ III 378
Schlaf, muß aufgeweckt werden, um nicht zu E. 1474/ III 340

Erwachen aus dem Schlaf 372/ I 372
Modalitäten 2031/ I 497
Angst bei E. 5/ I 5
⇒ Faulheit bei E. morgens 34/ I 34
Furcht bei E. 42/ I 42
schwer zu wecken 374/ I 374

Erwartungsangst 32, 42, 47/ I 32, 42, 47
⇒ Furcht, wenn fertig zum Gang zur Kirche/Oper 44/ I 44

Erwartungsfreude 33/ I 33
⇒ Erregung vor Theaterbesuch mit Diarrhoe 1740/ III 606

Erysipel 583/ II 177
Extremitäten 817, 818/ II 411, 412
Genitalien, wbl. 1792/ III 758
Gesicht 494, 502/ II 88, 96
Kopf 182/ I 182
Nase 1274/ III 140
Ohren 1221/ III 87
periodisch 503/ II 97
Rücken 708/ II 302
Skrotum 1870/ III 736

Erythema nodosum 598/ II 192
verhärtete Stellen 558/ II 152
Knötchen, rote, harte, empfindliche 571/ II 165
Flecke, blau, verhärtet am Unterschenkel 824/ II 418
Stellen, rötliche, an beiden Armen 820/ II 414

Erzählen der Beschwerden < 33/ I 33
⇒ weint dabei 145/ I 145

Essen, (vor, während, danach) Modalitäten 2032/ I 498
Angst 5/ I 5
Asthma 1466/ II 332
Atemnot 1471/ III 337
Bauch, Auftreibung 1662/ III 528
– Blähungen 1664/ III 530
– Geräusche 1666/ III 532
Bauchschmerzen, Modalitäten 1678 ff./ III 544 ff.
Benommenheit 16/ I 16
Brustbeklemmung, Modalitäten 610/ II 204
Brustschmerzen, Modalitäten 610/ II 246
Diarrhoe, Modalitäten 1740/ III 606
Eile 27/ I 27
Einschlafen 372/ I 372
Extremitäten, Konvulsionen 889, 893/ II 483, 487

– Schwäche, Modalitäten 915 ff./ II 509 ff.
– Taubheit 945, 947, 948, 952/ II 539, 541, 542, 546
– Zittern der Hände 961/ II 555
Faulheit 34/ I 34
Fieber, Modalitäten 458/ II 52
Flatus 1748/ III 614
Frieren, Modalitäten 430/ II 24
Furcht zu E. 42/ I 42
Gähnen 376/ I 376
Gaumen, trocken 1400/ III 266
Gesichtsschmerzen 530, 540 ff./ II 124, 134 ff.
Gesichtsschweiß 518/ II 112
Gliederschmerzen, Modalitäten 966/ II 560
Hals, Zusammenschnüren 1413/ III 279
Halsschmerzen, Modalitäten 1424/ III 290
Hals, trocken, Modalitäten 1421/ III 287
Herzklopfen 629/ II 223
Herzschmerzen E. 659, 670, 683/ II 253, 265, 277
Hitze 191/ I 191
Hitze in der Brust 633/ II 227
Husten, Modalitäten 1497, 1498, 1512 ff./ III 363, 364, 378 ff.
Hustenreiz im Kehlkopf 1523/ III 389
Kehlkopf, Heiserkeit 1455/ III 321
Kopf, Blutandrang 178/ I 178
Kopfschmerzen, Modalitäten 247, 273 ff., 302 ff./ I 247, 273 ff., 302 ff.
Magen, kann nicht essen trotz Appetit 1554/ III 420
– Appetit fehlt, kommt wieder beim E. 1554, 1557/ III 420, 423
– Aufstoßen 1560/ III 426
– Auftreibung, Modalitäten 1570/ III 436
– Durst 1573/ III 439
– Empfindungen, Heruntersinken, Modalitäten 1576/ III 442
– – Hitze, Modalitäten 1577/ III 443
– – Kälte, Modalitäten 1578/ III 444
– – Schwere, Modalitäten 1582/ III 448
– Erbrechen 1589/ III 455
– Hunger, verstärkt beim E. 1556, 1557/ III 422, 423
– Singultus 1604/ III 470

– Sodbrennen 1606/ III 472
– Übelkeit, Modalitäten 1610/ III 476
Magenschmerzen 1621, 1624, 1634 ff./ III 487, 490, 500 ff.
Mentale Erschöpfung 73/ I 73
mürrisch 72/ I 72
Mund, Schmerzen 1337/ III 203
– Speichelfluß 1340/ III 206
Nase, Jucken 1276/ III 142
Nasenbluten 1278/ III 151
Reden, abgeneigt 77/ I 77
Reizbarkeit 79/ I 79
Ruhelosigkeit 84/ I 84
Rückenschmerzen, Modalitäten 726/ II 320
Schlaf, unruhig 404/ I 404
Schläfrigkeit 386/ I 386
Schmerzen 1459/ III 325
Schüttelfrost 412/ II 6
Schweiß 476/ II 70
Schweiß an der Stirn 201/ I 201
Schwermut 91/ I 91
Schwindel 159/ I 159
Stuhldrang 1026/ III 620
Stumpfsinn 106/ I 106
weigert sich zu essen 33/ I 33
weinen 145/ I 145
Zahnschmerzen, Modalitäten 1365, 1375/ III 231, 241
Zunge, Schmerzen 1392, 1394/ III 258, 260

Euphorie, phantastische
74/ I 74
⇒ fröhlich, ausgelassen 37/ I 37

Eustachische Röhre
1216, 1221,1225, 1235, 1243, 1247, 1250, 1252, 1410/ III 82, 87, 91, 101, 109, 113, 116, 118, 276
⇒ Tubenkatarrh 1225, 1235, 1269/ III 91, 101, 135

Examensangst
Lampenfieber, → Erwarten 32, 33/ I 32, 33
⇒ Angst vor der Zukunft 10/ I 10
⇒ Furcht, daß sich ein Unheil ereignen werde 42, 47/ I 42, 47

Exanthem
Brust 623/ II 217
Gesicht 503/ II 97
Krämpfe infolge Unterdrückung von E. 1954/ I 420

Exanthem, flüchtiges 585/ II 179
Bauch 1668/ III 534
Extremitäten 837 ff./ II 431 ff.
Genitalien, ml. 1876 ff./ III 742 ff.
Hals, außen 1438/ III 304
Rücken 708/ II 302
Unterdrückung 586/ II 180

Exhibitionismus → schamloses Entblößen des Körpers 86/ I 86
⇒ Entblößung 103/ I 103
⇒ nackt 73, 143/ I 73, 143

Exkoriation 578, 835/ II 172, 429

Exophthalmus 1137/ III 3

Exostosen 1951/ I 417
am Kopf 182/ I 182
an den Extremitäten 883/ II 477
am Gaumen 670/ III 264
im Gesicht 515/ II 109

Explosive Diarrhoe 1786/ III 652

Exsudative Diathese → Hautausschläge mit feuchter Absonderung 579/ II 173
⇒ Krusten, feuchte 589/ II 183

Extravaganz → Übertreibung 108/ I 108
⇒ verschwendet Geld 115/ I 115

Exzentrizität ⇒ entfremdet, der Gesellschaft 29/ I 29
Impuls, ungewöhnliche Dinge zu tun 110/ I 110
vermeidet Anblick von Menschen 57/ I 57

F

Facies hippocratica verfallenes Aussehen 482/ II 76

Fadenziehend Auswurf 1547/ III 413
Speichel 1338/ III 204

Fahren Abneigung gegen Bahnfahrt 120/ I 120
Angst beim Abwärtsfahren 5/ I 5
Angst vor Bahnfahrt, > im Zug 5/ I 5
⇒ Furcht beim F. 42/ I 42
Atemnot beim F. < 1471/ III 337
Bauchschmerzen 1678/ III 544
Brustschmerzen 652/ II 246
im Fahrzeug oder in der Bahn, Modalitäten 2033/ I 499
Fieber, Modalitäten 458/ II 52
Flatulenz 1664/ III 530
Herzklopfen, Modalitäten 630/ II 224
Kopfschmerzen, Modalitäten 248, 273/ I 248, 273
Kopfschmerzen, drückende, Empfindungen 313/ I 313
Magen, Erbrechen 1589/ III 455
Magenschmerzen 1624, 1636 ff./ III 490, 502 ff.
Rückenschmerzen 726, 735 ff./ II 320, 329 ff.
Schläfrigkeit 386/ I 386
Schwindel, Modalitäten 159/ I 159
Übelkeit 1610/ III 476
Uterus, abwärtszerrende Schmerzen 1928/ III 794
Zahnschmerzen 1365/ III 231

Fahren und (oder) Reiten Angst 5/ I 5
Anus, Jucken 1763/ III 625
Asthma beim F. oder R. < 1466/ III 332
Diarrhoe 1741/ III 607
Extremitäten, Schmerzen 966/ II 560
Genitalien, ml., Erektionen 1871/ III 737
Genitalien, wbl., Menses reichlich 1900/ III 766
– Ovarialschmerzen, F. oder R. < 1924/ III 790
– Uterusschmerzen 1936/ III 802
Gesicht, Lähmung durch F. und R. im Wind 516/ II 110

Hämorrhoiden, F. oder R. > 1763/ III 629
Harnblase, Enuresis 1810/ III 676
Husten 1498/ III 364
Kehlkopf, Heiserkeit 1455/ III 321
Nierenschmerzen 1829/ III 695
Verwirrung 117/ I 117

Fahrzeug
Furcht bei Nähern von Fahrzeugen 45/ I 45
Furcht überfahren zu werden 47/ I 47

Fallen
→ Verletzungen durch F. 1987/ I 453
Gefühl, in der Brust fällt etwas vorwärts 613/ II 207
fallen lassen 911, 918/ II 505, 512
Furcht zu fallen 42/ I 42
Gefühl, im Gehirn fällt etwas vorwärts 183/ I 183
des Kopfes nach hinten, seitwärts, vorwärts 182/ I 182
bei Krämpfen 1954/ I 420
⇒ Neigung zu fallen 159, 905/ I 159, II 499

Falsch
alles scheint falsch 76/ I 76

Falten
im Gesicht 482/ II 76
an den Händen 829, 834/ II 423, 428

Familie
Abneigung gegen F. 1/ I 1
⇒ entflieht, Entfremdung 29/ I 29
⇒ gleichgültig gegen geliebte Personen, Kinder und Verwandte 103/ I 103
⇒ läßt Kinder im Stich, verläßt die Angehörigen 64, 114/ I 64, 114

Farbe
Augen 1149/ III 15
Extremitäten 819/ II 413
Fäzes 1786/ III 652
Gesicht 488/ II 82
Haut 558/ II 152
Lippen 90/ I 90
Nase 1273/ III 139
Ohren 1222/ III 88
Urin 1854/ III 720
Zähne 1352/ III 218
Zahnfleisch 1346/ III 212
Zunge 1384/ III 250

Farben
Abneigung gegen gewisse F. 34/ I 34
– gegen schwarz und dunkel 88/ I 88
Farbenblindheit 1195/ III 61
Farbensehen 1195/ III 61
Furcht vor schwarzer F. 46/ I 46
Schwarze Verfärbung äußerer Teile 1980/ I 447

Faselt
nachts 97/ I 97
⇒ Sprechen im Schlaf 98/ I 98

Fasten
2033/ I 499
⇒ Aufstoßen beim F. 1560/ III 426
Kopfschmerzen 248/ I 248
Magenschmerzen 1624/ III 490
Rückenschmerzen 726/ II 320
Übelkeit 1610/ III 476

Faulheit
34/ I 34
⇒ Abscheu vor Arbeit 1/ I 1

Faust
Finger, krampfhaft zur F. geballt 827/ II 421
Krampf bei Schließen der Hand zur F. 892/ II 486
Schmerzen der Hand bei F.-machen 989/ II 583

Fäzes
⇒ Druck im After, wie eingeklemmte F. 1777/ III 643
⇒ unverdaute F. 1785/ III 651
⇒ unwillkürliche Entleerung 1766/ III 632
weiche F. gehen schwer ab 1751/ III 617
psychisch, schluckt seine F. 101/ I 101

Fazialislähmung
516/ II 110

Fehler
35/ I 35
⇒ Ärger über seine F. 151/ I 151

Fehlgeburt
→ Abortus 1907/ III 773

Fehltritt
Kopfweh bei F., → Kopfschmerz bei Vertreten, Stolpern 242/ I 242

Fenster
aus dem F. entfliehen 29/ I 29
aus dem F. herabstürzen, springen 93, 98/ I 93, 98
Furcht vor offenem F. 93/ I 93
will F. offen haben, am offenen F. sitzen, wegen Atemnot 1474/ III 340

Fersenschmerz 1018/ II 612

Festessen Schwelgerei, Folgen von F. 2033/ I 499

Festhalten der Brust bei Husten 1530/ III 396
des Kehlkopfs bei Husten 1453/ III 319
des Halses 1530/ III 396

Fett < 2047/ I 513
Abneigung 1551/ III 417
Aufstoßen 1561/ III 427
Diarrhoe 1745/ III 611
Erbrechen 1590/ III 456
Husten < durch F. 1505/ III 371
Magenschmerzen nach fetten Speisen 1625/ III 491
Sodbrennen nach fetten Speisen 1606/ III 472
Übelkeit 1610/ III 476
Verdorbener Magen nach fetten Speisen 1587/ III 453
Verlangen 1617/ III 483

Fettansatz Kinder neigen zum F. 26/ I 26

Fettgeschwulst Lipom am Hals 1442/ III 308
an der Nase 1273/ III 139
im Rücken 707/ II 301
an der Schulter 835/ II 429

Fettige Haut im Gesicht 497/ II 91
an der Nase 1273/ III 139
an der Stirn 183/ I 183
⇒ Haare 186/ I 186

Fettiger Mundgeschmack 1327/ III 193

Feuchtigkeit 431/ II 25
Asthma bei feuchtem oder feuchtkaltem Wetter 1466, 1467/ III 332, 333
Kopfschmerzen durch feuchte Wohnung 248/ I 248
Trägheit, Benommenheit durch feuchte Luft 106/ I 106
feuchte Umschläge < 2050/ I 516
⇒ Nässe 2050/ I 516

Feuerschein < 2041/ I 507
Arbeit am Feuer 1146/ III 12
Sehen ins Feuer 1157/ III 23

Fibrom am Hals 1442/ III 308

Fieber Modalitäten 2033, 2034/ I 499, 500
mit nächtlichem Delirium 448/ II 42
mit wildem Delirium 438, 443/ II 32, 37
Fieberstadien 445/ II 39
Gliederschmerzen 967/ II 561
bei trockener Hitze 448/ II 42
bei Kleinkindern 444/ II 38
macht Kopfschmerzen 253/ I 253
Nasenbluten 1285/ III 151
Phantasieren 134/ I 134
Ruhelosigkeit 84/ I 84
ohne Schweiß 445/ II 39
⇒ Haut trocken 574/ II 168
Unterdrückung von intermittierendem F. macht Schwerhörigkeit 1269/ III 135

Finger abgestorben, → unempfindlich 814/ II 408
ausstrecken schwierig 826/ II 420
Kinder stecken F. in den Mund 1334/ III 200
Lähmigkeit 906/ II 500
pelzig 948/ II 542
spielt mit den F. 49/ I 49
⇒ fühlt die Glieder nicht 796/ II 390

Fingernägel deformiert 914/ II 508
Flecken, weiße auf den F. 823/ II 417
kauen, → Neigung zum Beißen 15/ I 15

Fisch < 2047/ I 513
Abneigung 1551/ III 417
Auftreibung des Magens nach eingemachtem F. 1570/ III 436
Diarrhoe nach F. 1741/ III 607
Erbrechen nach Genuß oder Geruch von F. 1590/ III 456
Husten durch Fischessen 1505/ III 371
Übelkeit nach Genuß oder Geruch von F. 1611/ III 477

Verdauungsstörungen, verdorbener Magen nach F. 1586, 1587/ III 452, 453
Verlangen 1617/ III 483

Fischgräte
Gefühl von F. im Hals 1405/ III 271
– von F. in der Zungenwurzel 1393/ III 259

Fischlake, Geruch wie
Fluor vaginalis 1896/ III 762
⇒ Geschmack wie F. im Mund 1327/ III 193
Haut des Anus 1764/ III 630
Hautgeschwür 562/ II 156
Menses 1902/ III 768
in der Nase 1280/ III 146
Schnupfen, Absonderung 1302/ III 168
Urin 1857/ III 723

Fisteln
Drüsen 1946/ I 412
Knochen 883/ II 477
Leistendrüsen 1668/ III 534
Zahnfleisch 1346/ III 212

Flatulenz
mit Kopfschmerzen 244/ I 244
tympanitisch, „Trommelbauch“ 1662/ III 528
bei Unterdrückung der Menses 1662/ III 528

Flatus
1748, 1749/ III 614, 615
aus der Vagina 1912/ III 778

Flecken
der Haut 558/ II 152

Flecken in der Wäsche
Ausfluß aus Harnröhre 1821/ III 687
Fluor vaginalis 1894/ III 760
Schweiß 461/ II 55
Urin 1807/ III 673

Fleckfieber
438/ II 32

Fleisch
< 2047/ I 513
Abneigung 1551/ III 417
Aufstoßen, wäßrig nach frischem F. 1570/ III 436
Diarrhoe 1741/ III 607
– durch Schweinefleisch 1745/ III 611
– mit Erbrechen nach F. 1590/ III 456
Gefühl der Schwere 1582/ III 448
Magenschmerzen 1625/ III 491
Sodbrennen 1606/ III 472

	Schlucksen nach Schweinefleisch 1605/ III 471 Übelkeit 1611/ III 477 Verdauungsstörung 1586, 1587/ III 452, 453 Verlangen 1617/ III 483
Fleißig	36/ I 36 ⇒ geschäftig 56/ I 56 ⇒ tätig 101/ I 101
Flimmer-skotom	1201/ III 67
Flockenlesen	→ Hände greifen nach etwas 48/ I 48
Fluchen	36/ I 36 ⇒ schimpfen 86/ I 86
Fluor vaginalis	1893 ff./ III 759 ff.
Fluß	Impuls, in den F. zu springen 98/ I 98 Impuls, sich zu ertränken 93/ I 93
Flüssigkeiten	geraten in den Kehlkopf 1453/ III 319 – in die Nase 1414/ III 280
Foetor ex ore	übler Mundgeruch 1322/ III 188 Übelkeit erregend 1323/ III 189
Föhn	→ warmer Südwind 2063/ I 529 ⇒ bei warmem Wetter beginnen die Kopfschmerzen 267/ I 267 ⇒ feuchtwarmes Wetter < 2061/ I 527
Fontanellen	offene 183/ I 183
Fossa navicularis	Grübchen in der Harnröhre, Urin wird aufgehalten 1824/ III 690 Urin bleibt zurück in F. 1826/ III 692
Fragen	versteht F. erst nach Wiederholung 107/ I 107 beantwortet keine F. während der Geschwätzigkeit 56/ I 56
Frakturen	Knochenbruch 1951/ I 417
Frau	möchte ein Kind haben 64/ I 64
Frauen	Abneigung gegen F. 37/ I 37 – – das eigene Geschlecht 37/ I 37 Furcht vor F. 43/ I 43

	Haß auf F. 59/ I 59 Sexualtrieb vermehrt bei alten F. 1910/ III 776 Menorrhagie bei schwächlichen F. 1905/ III 771
Frauen, alte	⇒ Diarhoe 1739/ III 605 ⇒ Harndrang, krankhafter 1813/ III 679
Frauenkrankheiten	2034/ I 500
Frech	→ impertinent 37/ I 37 → unverschämt 111/ I 111 ⇒ herausfordernd 61/ I 61
Freien, im	in freier Luft 2044/ I 510 Gehen im F. 2035/ I 501 Husten im F. 1503/ III 369 Schwindel im F. 161, 168/ I 161,168
Fremd	alles erscheint fremd 37/ I 37 gewohnte Dinge erscheinen fremd 125/ I 125 ⇒ alles erscheint unwirklich 111/ I 111
Fremder	Abneigung gegen Anwesenheit F. 57/ I 57 Gegenwart F. < 37/ I 37 Krämpfe bei Kindern, wenn Fremde sich nähern 1955/ I 421
Fremdkörper	Entzündung der Augen durch F. 1146/ III 12
Fremdkörper, Gefühl von	im Bauch 1650/ III 516 im Gehirn 183/ I 183 Hals und Speiseröhre 1405/ III 271 Kehlkopf 1444/ III 310 Kopf 183, 329/ I 183, 329 Magen 1576/ III 442 in der Nase 1275/ III 141 im Rektum 1747/ III 613
Fremdkörperschmerz	im Auge 1183/ III 49 im Kehlkopf 1453/ III 319
Freude	Beschwerden durch übermäßige F. 37/ I 37 – nach freudiger Überraschung 108/ I 108 Diarrhoe durch plötzliche F. 1741/ III 607 freudlos, → teilnahmslos gegen angenehme Dinge 102/ I 102

Freunde	Abneigung gegen F. 1/ I 1 Abneigung gegen intime F. 57/ I 57 Verlangen nach einem F. 58/ I 58
Freundlich	→ mild 71/ I 71 ⇒ abwechselnd mit Mangel an Sympathie 39/ I 39
Frieren	im Bett 429/ II 23 bei Feuchtigkeit und Naßwerden 431/ II 25 bei Hitze in tropischen Ländern 432/ II 26 bei Luftzug und kalter Luft 432/ II 26 stellenweise 419/ II 13 *infolge Unterbrechung der Menses 433/ II 27*
Frigidität	1909/ III 775
Fröhlich	37/ I 37 ⇒ Frohsinn, Glücksgefühl 38/ I 38 ⇒ Heiterkeit 60/ I 60 ⇒ Spaßen 96/ I 96
Frömmelei	nächtliche 39/ I 39 ⇒ religiöse Affektion 81/ I 81
Frost	*infolge Unterbrechung der Menses 433/ II 27*
Frostbeulen	829/ II 423
Frösteln	408/ II 2 in der Magengrube 1578/ III 444 vor der Menses 410/ II 4 durch schlechte Nachrichten 410/ II 4 im warmen Zimmer 410/ II 4
Frühling	2034/ I 500 Diarrhoe 1741/ III 607 Frieren 432/ II 26 Husten 1500/ III 366
Frühstück, (vor, während, nach)	Modalitäten 2034/ I 500 Bauch, Blähungen 1664/ III 530 Bauchschmerzen 1678/ III 544 Diarrhoe, Modalitäten 1741/ III 607 Einschlafen 372/ I 372 Faulheit 34/ I 34 Kopfschmerzen, Modalitäten 249, 273 ff., 313 ff./

I 249, 273 ff., 313 ff.
Kopfschweiß 200/ I 200
Magen, Aufstoßen 1561/ III 427
– Erbrechen 1590 ff./ III 456 ff.
– Singultus 1604/ III 470
– Übelkeit 1611/ III 477
Magenschmerzen 1625 ff./ III 491 ff.
Schläfrigkeit 386/ I 386
Schwindel 160/ I 160
Stuhldrang 1754/ III 620

Fungus → Tumoren 1985/ I 451
am Kopf 183/ I 183
Markschwamm am Auge 1166/ III 32

Funken vor den Augen 1202/ III 68

Furcht vor Ansteckung 41/ I 41
Arzt 41/ I 41
Erkältung 42/ I 42
Krankheit 44/ I 44
⇒ schickt den Arzt nach Hause 80/ I 80

Furunkel 586/ II 180
Anus 1758/ III 624
Auge 1151/ III 17
Daumen 849/ II 443
Extremitäten 837/ II 431
Finger 847/ II 441
Gesäß 851/ II 445
Gesicht 504/ II 98
Hand 845, 846/ II 439, 440
Haut 586/ II 180
Kopf 187/ I 187
Ohrgang 1223/ III 89
Rücken 708/ II 302
Schamhaare 1876/ III 742
Zervikalregion 709/ II 303

Fußbad > Kopfschmerzen 249/ I 249

Fußballen → Zehenballen 1019/ II 613

Füße, heiß Hände, kalt 858/ II 452

Füße, kalt
Erkältung 2038, 881/ I 504, II 475
bei Fieber 881/ II 475
Gefühl von Kälte, trotz objektiver Wärme 882/ II 476
abwechselnd mit kalten Händen 881/ II 475
Hände, heiß 882/ II 476
ein Fuß kalt, der andere warm 860, 881/ II 454, 475
durch Unterdrückung von Fußschweiß 882/ II 476

Füße, naß
Erkältung 2050, 913/ I 516, II 507
Kopfschmerzen 259/ I 259
Gefühl, als ob man im Wasser stehe 882/ II 476

Fußschweiß
foetid 932/ II 526

Fußschweiß, unterdrückt
Allgemein 882, 932/ II 476, 526
Engegefühl (Zusammenschnüren) der Brust 646/ II 240
kalte Füße 882/ II 476
Herzklopfen 632/ II 226
Katarakt 1156/ III 22
Konvulsionen 1957/ I 423
Trübsehen 1209/ III 75
Trockenheit der Nase 1317/ III 183
Verstopfung der Nase 1318/ III 184

Fußsohlen
→ Sohlen, brennender Schmerz 1032/ II 626
brennender Schmerz der F. im Bett 1033/ II 627
Gefühl von weichen F. 941/ II 535

G

Gähnen 375/ I 375
Modalitäten 2034/ I 500
kann nicht ausgähnen 377/ I 377
Rückenschmerzen 726/ II 320

Galaktorrhoe Milchfluß 640/ II 234

Gallenerbrechen 1597/ III 463

Gallenfarbstoff im Urin 1852/ III 718

Gallenhaltige Diarrhoe 1739/ III 605

Gallenkolik 1692, 1739/ III 558, 605

Gang schwierig 905/ II 499
spätes Gehenlernen 884/ II 478
stolpert beim Gehen, Nachschleppen der Beine 911/ II 505

Ganglion Überbein, später Nervenknoten 577, 884/ II 171, 478

Gangrän Brand 818/ II 412
⇒ G. bei Verbrennung 560/ II 154
⇒ Entzündung gangränös 1947/ I 413

Gänsehaut 561, 830/ II 155, 424

Gasgeruch macht Schwindel 1279/ III 145

Gaumensegel Lähmung 1396, 1414/ III 262, 280

Gebäck Verlangen 1617/ III 483
< 2047/ I 513

Gebärden, Gesten 48, 49/ I 48, 49

Gebärmutterblutung profus 1905/ III 771
während der Geburt 1906/ III 772
durch Erschütterung, Verletzung 1904/ III 770
durch Myom 1905/ III 771

durch Zorn 1906/ III 772
⇒ Kopfschmerz nach profuser G. 255/ I 255

Gebeugt gehen
muß gebeugt gehen 727, 743/ II 321, 337, 338*)
⇒ aufrecht gehen unmöglich 772/ II 366

Gebrochen
Gliederschmerzen wie g. 1040/ II 634
Schmerz, als ob der Knochen g. wäre 2004/ I 470

Geburt
Nachgeburt 1933/ III 799
⇒ Blutung nach G. 1906/ III 772

Geburtswehen 1936/ III 802

Gedanken
hartnäckige G. 51/ I 51
quälende G. 52/ I 52

Gedanken-abwesend 54/ I 54

Gedanken-anstrengung
Modalitäten 10/ I 10
Angst 6/ I 6
Benommenheit < durch G. 16/ I 16
Delirium 22/ I 22
Einschlafen durch geringste G. 372/ I 372
Gesichtshitze 512/ II 106
Gesichtschmerzen 530/ II 124
Herzklopfen 628/ II 222
Irrsinn 55/ I 55
Kopf, Blutandrang 178/ I 178
– Hitze 191/ I 191
– Schwäche 216/ I 216
– Schweiß 200/ I 200
– Schwere 219/ I 219
– Verstandesschwäche 216/ I 216
Kopfschmerzen, Modalitäten 250/ I 250
– im Gehirn, G. < 270 ff./ I 270 ff.
Magenschmerzen 1625/ III 491
Müdigkeit 1962/ I 428
Ohrgeräusche 1262/ III 128
Rückenschmerz 727/ II 321
Ruhelosigkeit 84/ I 84
Schlaflosigkeit 382/ I 382
Schläfrigkeit 387/ I 387
Schwäche, < durch G. 1977/ I 443

Schweiß 475/ II 69
Schwindel 162/ I 162
Speichelfluß 1341/ III 207
Stumpfsinn 106/ I 106
Übermüdung, → Neurasthenie 73/ I 73
Unruhe der Extremitäten > durch G. 956/ II 550
Vergeßlichkeit 113/ I 113
Verwirrung < durch G. 118/ I 118
Wahnsinn 143/ I 143
Zittern 1990/ I 456

Gedankenarbeit
Kopfarbeit, Abneigung 11/ I 11
Beschwerden 12/ I 12
Erregung 32/ I 32
Gedächtnisschwäche 50/ I 50
Unfähigkeit 12/ I 12
Verlangen 12/ I 12

Gedankenermüdung 73/ I 73

Gedankenschwund 52/ I 52

Gedankenvoll 51/ I 51
⇒ Grübeln 59/ I 59
⇒ Nachdenken 96/ I 96
sitzt und denkt nach 96/ I 96
versunken in Gedanken 53/ I 53

Gefühl
erloschen in den Extremitäten 796/ II 390
⇒ Anästhesie der Haut 550/ II 144
⇒ Analgesie 1993, 2015/ I 459, 481
Unempfindlichkeit 1971/ I 437
⇒ *Anästhesie nach Unterdrückung von Hautausschlägen 550/ II 144*

Gefühlserregung 32/ I 32

Gegenstände
fallen lassen 911, 918/ II 505, 512
scheinen weit entfernt 161, 1203/ I 161, III 69
⇒ Furcht, G. fallen zu lassen 42/ I 42

Gehemmtheit → Zaghaftigkeit 149/ I 149

Gehen Modalitäten 2034 ff./ I 500 ff.
abwärts 2025/ I 491
Afterschmerz 1769/ III 635
Anus, Jucken 1759/ III 625
Anus, unwillkürlicher Stuhlgang 1766/ III 632
Atemnot 1471/ III 337
aufrecht unmöglich 756/ II 366
Augenschmerz 1172/ III 38
Bauchschmerzen 1678/ III 544
Blutandrang zum Kopf 178/ I 178
Blutung 1757/ III 623
Brustschmerzen 636/ II 246
eilig 27/ I 27
Enuresis, unwillkürlich Harnlassen 1810/ III 676
Fieber 458/ II 52
gebeugt 743/ II 337
Genitalien, wbl., herabziehender Schmerz < beim G. 1928/ III 794
Hämorrhoiden < durch G. 1763/ III 629
Harndrang 1814/ III 680
Husten, Modalitäten 1499/ III 365
Husten, in kalter Luft 1534/ III 400
Ischias 997/ II 591
langsam 54, 502/ I 54, 502
lernt nicht 717/ II 311
– spät 884/ II 478
Magenschmerzen, Modalitäten 2025/ III 491
Menses, Modalitäten 1198/ III 764
Müdigkeit 1962/ I 428
Ohnmacht 1964/ I 430
Ohrenschmerzen < durch G. 1231/ III 97
schnell, Modalitäten 2036/ I 502
Rückenschmerzen 726/ II 320
Schwäche, Modalitäten 1977/ I 443
Schweiß, Modalitäten 477/ II 71
Schwellung der Beine 937/ II 531
Schwindel 161/ I 161
Steifheit der Knie 813/ II 407
würdevoll 54/ I 54
Zittern der Extremitäten, Modalitäten 959, 961 ff./ II 553, 555 ff.

Gehen, im Freien	Beklemmung, Modalitäten 611/ II 205 Frieren 431/ II 25 Gesichtsschmerzen, Modalitäten 530/ II 124 Gliederschmerzen, Modalitäten 967 ff./ II 561 ff. Kopfschmerzen, Modalitäten 250/ I 250 Rückenschmerzen 727/ II 321 Schwäche, Modalitäten 1977/ I 443 Schweiß, Modalitäten 477/ II 71 Schwellung der Beine 937/ II 531 Schwindel 161/ I 161
Gehirn	Anämie 173/ I 173 Blutung 183, 1972/ I 183, 438 Entzündung 183, 184/ I 183, 184 empfindlich gegen Erschütterung 181/ I 181 erscheint zu groß 185/ I 185 Gefühl, als ob das G. gegen den Schädel preßt 323/ I 323 – als ob das G. gegen den Schädel schlage 199, 209, 215/ I 199, 209, 215 – als ob das G. wundgeschlagen sei 362/ I 362 – als ob das G. hin und her falle 182/ I 182 Kopfschmerzen im G. 270/ I 270 loses Gefühl im G. 204/ I 204 Pulsieren im G. 209/ I 209
Gehirndruck	316/ I 316
Gehirn-erschöpfung	Neurasthenie 73/ I 73
Gehirnhäute	183, 316/ I 183, 316
Geigenspiel	913/ II 507
Geizig	knickerig 55/ I 55
Gekehrt, in sich	→ stille Natur 99/ I 99 ⇒ Abneigung gegen Reden, wortkarg 76/ I 76 ⇒ verschwiegen, verschlossen 115/ I 115 ⇒ zurückhaltend 151/ I 151
Gelassenheit	55/ I 55 ⇒ Indifferenz 102/ I 102
Gelbsucht	559/ II 153 Augen 1149/ III 15

	Gesicht 491/ II 85 Juckreiz 553/ II 147 bei Neugeborenen 559/ II 153
Gelenkbeuge	exkoriiert (Abschürfung der Haut) 835/ II 429 Ekzem in einer G. 838/ II 432 rissige Haut in der G. 833/ II 427
Gelenke	knacken 884/ II 478
Gelenk-entzündung	817, 971/ II 411, 565
Gelenk-schmerzen	971/ II 565 nach unterdrückter Gonorrhoe 973/ II 567
Gelenksteifigkeit	810/ II 404
Gemeinheit	→ Unverschämtheit 111/ I 111 ⇒ bösartig 20/ I 20
Gemüse	Abneigung 1552/ III 418 Modalitäten < 2047/ I 513 Verlangen 1617/ III 483
Gemütsleiden	Abmagerung 1941/ I 407 ⇒ Furcht vor psychischen Krankheiten 43,126/ I 43,126 psychische Krankheiten 54/ I 54 *nach unterdrückten Hautausschlägen 55/ I 55* *bei unterdrückten Menses 55/ I 55*
Genesung	Verzweiflung um die G. 119/ I 119 zweifelt an der G. 152/ I 152
Genick	Knacken 701/ II 295 ⇒ Schmerz vom Nacken zum Hinterkopf 367/ I 367
Geräuchertes	<, Modalitäten 2047/ I 513 Verlangen 1617/ III 483
Geräusche	bei Atmung 1477/ III 343 in den Ohren 1253/ III 119
Geräusch-empfindlich	28/ I 28 Kopfschmerzen 251/ I 251 Empfindlichkeit der Ohren bei Geräuschen 1270/ III 136

Gering-schätzung
56/ I 56
⇒ Demütigung 25/ I 25

Gerinnung des Blutes
Blut gerinnt nicht 1943/ I 409

Geruch
der Ausdünstungen, des Schweißes 462/ II 56
empfindlich gegen den G. von Blumen 1278/ III 144
Füße übelriechend, mit und ohne Schweiß 932/ II 526
Übelkeit durch G. des eigenen Körpers 1611/ III 477
Erbrechen durch G. von Speisen 1590/ III 456
Übelkeit durch G. von Speisen 1615/ III 481
< durch G. von Speisen und Nahrungsmitteln 2047/ I 513

Gerüche
unwirkliche und wirkliche G. 1279/ III 145

Geruchsinn
verschärft bei Kopfschmerzen 1279/ III 145

Geruchs-verlust
1279/ III 145

Gesäß
Schmerzen 999/ II 593
Gefühl wie pelzig 950/ II 544
⇒ Sitzen < 2056/ I 522
⇒ Rückenschmerzen im Sitzen 729/ II 323
⇒ Hautausschlag, Wundheit, Exkoriation 851/ II 445
⇒ Hautausschlag, Rima ani 851/ II 445

Geschmack
1324/ III 190
Überempfindlich 1331/ III 197
Verlust 1327/ III 193

Geschwüre
Anus, Aphthen 1762/ III 628
Augen, Hornhautgeschwüre 1152/ III 18
Bauchhaut und Leistengegend 1668/ III 534
Brust, Achselhöhle 623/ II 217
Brustbein und Schlüsselbein 635/ II 229
Drüsengeschwüre 1945/ I 414
gangränös 566, 1332, 1347, 1388/ II 160, III 198, 213, 254
Gaumen 1397/ III 263

Genitalien, ml. 1874/ III 740
Genitalien, wbl. 1887/ III 753
Gesicht 496/ II 90
Hals, innen 1411/ III 277,
– außen 1438/ III 304
Haut 561, 581, 830/ II 155, 175, 424
Kehlkopf 1452/ III 318
Kopf 184/ I 184
Krampfadern, Ulcus cruris 567, 831/ II 161, 425
krebsartig 1948, 567/ I 414, II 161
Magen 1603/ III 469
Mamma 639/ II 233
Mund 1331/ III 197
Nase 1281/ III 147
Ohren 1221, 1222/ III 87, 88
mit erhöhten und verhärteten Rändern 567/ II 161
mit regelmäßigem Rand 568/ II 162
Rücken 707/ II 301
syphilitisch 568/ II 162
Tonsillen 1412/ III 278
tuberkulös 596/ II 190
übelriechend 562, 1331, 1412/ II 156, III 197, 278
wiederaufbrechend 569/ II 163
Zahnfleisch 1347/ III 213
Zahnwurzel 1355/ III 221
Zunge 1388/ III 254

Gesellschaft
Abneigung 57/ I 57
Erregung 32/ I 32
fröhlich, glücklich 39/ I 39
teilnahmslos, gleichgültig 103/ I 103
Traurigkeit, Depression in G. > 91/ I 91
Verlangen 58/ I 58

Gesicht
aufgedunsen 520/ II 114
empfindlich bei Rasieren 485, 518, 532/ II 79, 112, 126
einseitige Hitze 511, 512/ II 105, 106
heiß, Hände kalt 512/ II 106
hochrot bei Fieber 494/ II 88
Lähmung, einseitige 516/ II 110
Röte, einseitige 494/ II 88
Schweiß, einseitiger 519/ II 113

	Gesichtsschweiß beim Essen 518/ II 112 Gesichtsschwellung bei Zahnschmerzen 521/ II 115 Verlangen nach Waschen mit kaltem Wasser 513/ II 107
Gesichter	sieht häßliche G. bei Augenschließen 127/ I 127 ⇒ Visionen 141/ I 141 ⇒ Gespenster 127/ I 127
Gesichts-ausdruck	481, 484/ II 75, 78
Gesichtsfarbe	wechselt 493, 496/ II 87, 90
Gesichtsfeld	Verdunkelung mit Schwindel 168/ I 168
Gesichts-schmerz	> durch reichliche Urinflut 533/ II 127 ⇒ Augenschmerzen, > durch Urinflut 1173/ III 39 ⇒ Kopfschmerzen, > durch Urinflut 265/ I 265 durch Zimmerwärme, Modalitäten 533/ II 127 *infolge Unterdrückung von Hautausschlägen 530/ II 124*
Gesten, Gebärden	48/ I 48 heftige, krampfhafte 49/ I 49 stampft mit den Füßen 49/ I 49 zupft an der Bettdecke 49/ I 49
Gesund	sagt, er sei gesund (und ist doch krank) 22, 58, 128/ I 22, 58,128
Gesundheit	Angst um die G. 6/ I 6 Furcht vor Ruin der G. 43/ I 43 Verzweiflung um G. 119/ I 118*), 119
Gewicht	Kopfschmerzen, wie durch ein G. 313/ I 313
Gewissen	Angst, hat schlechtes G. 7/ I 7 gleichgültig gegen Gebot des G. 103/ I 103 ⇒ Reue, Gewissensbisse 81/ I 81
Gewitter	Angst 7/ I 7 Asthma 1466/ III 332 Atemnot 1472/ III 338 Augenschmerz 1172/ III 38 Chorea vor und während G. 1945/ I 411

Frohsinn 39/ I 39
Furcht vor G. 44/ I 44
Gemütssymptome 58/ I 58
Gliederschmerzen < durch G. 967/ II 561
Gliederschmerzen, reißend 1045, 1057, 1065/ II 639, 651, 659
Gliederschwere 925/ II 519
Herzklopfen 630/ II 224
Husten 1509/ III 375
Konvulsionen 1954/ I 420
Kopfschmerz vor und während G. 251/ I 251
Ohrenschmerz 1231, 1251/ III 97, 117
Rückenschmerz < bei G. 727/ II 321
Schlaflosigkeit 382/ I 382
Schläfrigkeit 387/ I 387
Schwäche 1977/ I 443
< bei Herannahen und wärend G. 2062/ I 528
Schwermut, G. > 91/ I 91
Zahnschmerzen 1366/ III 232
Zittern 1990/ I 456
Zucken der Glieder 900/ II 494

Gicht
Abdomen, Modalitäten, Gichtmetastase 1671/ III 537
Asthma, abwechselnd mit G. 1466/ III 332
Beine, Taubheit 949/ II 543
Fieber intermittierend mit G. 443/ II 37
Finger, Steifheit 811/ II 405
Fingergelenke, Schwellung 936/ II 530
Gelenkschmerzen 972/ II 566
Gliederschmerzen 995 ff./ II 589 ff.
Herzstörung 626/ II 220
Husten abwechselnd vor Gichtanfall 1495/ III 361
Knie 938/ II 532
Knoten 884/ II 478
Magen, Modalitäten, Gichtmetastasen 1602/ III 468
Rektum, Diarrhoe 1742/ III 608
große Zehe, Schwellung gichtähnlich 941/ II 535
Unterschenkel, Taubheit 951/ II 545
Zunge, Entzündung 1384/ III 250
nach Unterdrückung von Gonorrhoe 1495/ III 361

Gichtknoten 884/ II 478

Gingivitis Zahnfleischentzündung 1346/ III 212

Glabella Schwellung 184/ I 184

Glaskörpertrübung 1152/ III 18

Glatze → Haar, kahl 186/ I 186

Glaukom grüner Star 1159, 1172/ III 25, 38

Gleichgültig
→ Teilnahmslosigkeit, Apathie 102/ I 102
apathisch gegen Leiden 103/ I 103
alles erscheint reizlos 81/ I 81
gegen Religion 103/ I 103
⇒ gottlos 58/ I 58

Gliederschmerzen
Grippe 967/ II 561
Modalitäten 965/ II 596
Rheumatismus 968/ II 562
rheumatisch, nach Unterdrückung von Gonorrhoe 969, 973/ II 563, 567
– bei Unterdrückung von Hämorrhoiden 969/ II 563
seitenwechselnd 971/ II 565
nasses Wetter 968/ II 562
Wetterwechsel 970/ II 564
⇒ wundgeschlagen, stellenweise hier und da 1105/ II 699

Gliederschmerzen, gichtig
Daumengelenk 993/ II 587
Ellbogengelenk 984/ II 578
Fingergelenk 991/ II 585
Fingergelenke, reißend, Gichtknoten 1055/ II 649
Ferse 1018/ II 612
Fuß 1016/ II 610
Großzehgelenk 1020/ II 614
Hand 989/ II 583
Handgelenk 989/ II 583
– ziehend 1122/ II 716
Hüfte 1001/ II 595
Knie 1008/ II 602
– ziehend 1129/ II 723
Kniescheibe, ziehend 1130/ II 724
Knöchel 1014/ II 608

Unterschenkel 1011/ II 605
Zehen 1067/ II 661
großer Zehen, reißend, 1067/ II 661
Zehengelenk 1019/ II 613

Globusgefühl 1404, 1406/ III 271, 272
⇒ Gefühl von Knoten, Kugel 1996/ I 462

Glottiskrampf Kehlkopfkrampf 1452, 1477/ III 318, 343

Glottisödem 1454/ III 320

Glücklich frohgemut 38/ I 38

Gonorrhoe
Augenentzündung 146/ III 12
Ausfluß aus Harnröhre 1822/ III 688
Fluor vaginalis 1894/ III 760
Genitalien, ml. 1869/ III 735
Genitalien, wbl. 1892, 1894/ III 758, 760
Jucken der Harnröhre 1824/ III 690
Knieschwellung 938/ II 532
Ovarialschmerz bei chronischer G. 1924/ III 790
⇒ Eitertropfen vor dem Urinieren 1821/ III 687
⇒ Hydrozele nach gonorrhoischer Orchitis 1880/ III 746

Gonorrhoe, unterdrückt
< im allgemeinen 1948/ I 414
Blasenkatarrh 1820/ III 686
Blutung der Harnröhre 1824/ III 690
Diarrhoe 1742/ III 608
Gliederschmerz, rheumatisch 969/ II 563
Gelenkschmerzen 973/ II 567
Harnsperre 1800/ III 666
Husten 1495, 1534/ III 361, 400
Kniegelenkentzündung 817/ II 411
Knöchelschmerzen 1015/ II 609
Orchitis 1869/ III 735
Ovaritis 1892/ III 758
Prostatitis 1802/ III 668

Granulation
566/ II 160
Nabel 1671/ III 537
ungesunde, bei Panaritium 14/ II 508

Grausamkeiten
Erschütterung durch Erzählen von G. 28/ I 28
schreckliche Dinge erschüttern 87/ I 87
⇒ Furcht vor Erzählen von G. 44/ I 44

Greift sich an den Hals beim Husten 1530/ III 396

Grimassen 59/ I 59
⇒ Krämpfe im Gesicht 516/ II 110
⇒ Zucken im Gesicht 524/ II 118

Grippe *Ohrenschmerzen durch Unterdrückung von G. 1233/ III 99*

Grobheiten 59/ I 59
empfindlich gegen G. 28/ I 28

Groß Kopf ist groß 185/ I 185

Größe 59/ I 59
⇒ Entfernung 29/ I 29
⇒ Übertreibung 108/ I 108

Größer Extremitäten wie vergrößert 814/ II 408

Großmannssucht hält sich für eine hohe Persönlichkeit 129/ I 129
⇒ hält sich für einen Übermenschen 138/ I 138

Gürtel Abdomen, empfindlich gegen G. 1671/ III 537
< Bauchschmerz 1679/ III 545
stört, → Druck < 2029/ I 495
⇒ Druck < Magenschmerzen 1623, 1636/ III 489, 502
⇒ Kleidung 1626, 1638, 1689, 2039/ III 492, 504, 555/ I 505

Gymnastik Körperbewegung > mentale Symptome 17/ I 17
Körperübungen bei Mangel an Lebenswärme 1997/ I 463
– im Freien > Frost, Frieren, Kälte 431/ II 25

H

Haarausfall 185, 569/ I 185, II 163
Augenbrauen 1154/ III 20
Barthaare 497/ II 91
Mons veneris 1887/ III 753
in der Nase 1273/ III 139
Schnurrbart 497/ II 91
ml. Schamhaare 1875/ III 741
Wimpern 1156/ III 22

Haare Berühren schmerzhaft 186/ I 186
Berühren und Schneiden < 2036/ I 502
fettig 186/ I 186
⇒ Gehirn empfindlich gegen Bürsten der H. 181/ I 181
⇒ Hochbinden der H. < Kopfschmerzen 244, 273/ I 244, 273
Kämmen < Kopfschmerzen 251, 361/ I 251, 361

Haargefühl 1995/ I 461
am Gaumen 1397/ III 263
im Hals 1405/ III 271
auf der Zunge 1383/ III 249

Haarrand Hautausschlag 186, 502/ I 186, II 96

Habitus apoplecticus gedrungener Bau mit kurzem Hals und gerötetem Gesicht 1943/ I 409

Halbschlaf 378/ I 378
⇒ Dösen 371/ I 371

Halluzination 120/ I 120
Gehörhalluzination 1253/ III 119

Hals, außen Drüsen 484, 522/ II 78, 116
Kragen, Kleidung < 1439/ III 305
Schwellung 1442, 1982/ III 308, I 448
Verhärtung 1442, 1986/ III 303, I 452

Hals, innen Erstickungsgefühl 1413/ III 279
Furcht, der H. schwelle an 44/ I 44
Gefühl wie zu eng 1404/ III 270
Globusgefühl 1405/ III 271

Schlucken behindert 1416/ III 282
Schlucken von Flüssigem schwieriger als Schlucken von festen Speisen 1417/ III 283
Schwellung 1418/ III 284
Tonsillen, käsige Pfröpfe 1415, 1419/ III 281, 285
Tonsillitis, entzündliche 1410/ III 276
– eitrige 1419/ III 285
Vergrößerung der Tonsillen 1420/ III 286

Halsgrube 1437, 1441, 1459/ III 303, 307, 325

Halsschmerzen
beim Gähnen 1434/ III 300
beim Leerschlucken 1425/ III 291
beim Schlucken, drückend 1431/ III 297
– stechend 1434, 1435/ III 300, 301
– sich zum Ohr erstreckend 1427/ III 293
kalte Getränke, Modalitäten 1424/ III 290
warme Getränke, Modalitäten 1426/ III 292
Splitterschmerz beim Schlucken 1434/ III 300

Halsstarrig
→ eigensinnig 26/ I 26
⇒ rechthaberisch 76/ I 76

Hält sich die Brust beim Husten 1530/ III 396

Haltung
gebeugt 1948/ I 414
⇒ Extremitäten 826/ II 420
⇒ lächerliche, närrische Gebärden 49/ I 49

Hämangiom
gutartige Gefäßgeschwulst 1958/ I 424
Finger 835/ II 429
Hals 707/ II 301
Haut 577/ II 171
Oberschenkel 835/ II 429
Schlüsselbein 635/ II 229
Unterkiefer 523/ II 117

Hämatozele Blutbruch des Hodensackes 1880/ III 746

Hämisch → boshaft 20/ I 20

Hämophilie Bluterkrankheit 1943/ I 409

Hämoptoe
Bluthusten, Blutspucken 622, 1539/ II 216, III 405
⇒ Fieber mit H. 442/ II 36
nach Unterdrückung von Hämorrhoidalblutung 622/ II 216

bei Unterdrückung der Menses 622, 1540/ II 216, III 406

Hämorrhagien Blutungen 1943/ I 409
am Anus 1757/ III 623
auf der Haut 549/ II 143
im Magen 1595/ III 461
⇒ Metrorrhagien 1904/ III 770

Hämorrhoidalblutung, unterdrückt *Unterdrückung < allgemein 1764/ III 630*
Bauchschmerzen 1678/ III 544
Bauchschmerzen, krampfende, 1715/ III 581
Hämoptysis 622/ II 216
Zystitis 1820/ III 686

Hämorrhoiden erweiterte Analblutgefäße 1762/ III 628
Bauchschmerzen 1679/ III 545
Blutungen 1757, 1763/ III 623, 629
Harn mit Blut nach plötzlichem Aufhören der H.-blutung 1851/ III 717
Herausfallen beim Stuhlgang 1764/ III 630
Menses unterdrückt bei H. 1764/ III 630
Nasenbluten bei Aufhören der H.-blutungen 1285/ III 151

Hand eiskalt 876/ II 470
eine H. heiß, die andere kalt 858, 876/ II 452, 470
abwechselnd heiß und kalt 858, 876/ II 452, 470
kalt 875/ II 469
kalt, Füße heiß 858, 876/ II 452, 470
kalt, auch bei heißem Wetter 876/ II 470

Handarbeit 59, 2036/ I 59, 502
⇒ Rückenschmerzen durch H. 727/ II 321

Handauflegen > 2036/ I 502
⇒ Berührung 2027/ I 493

Handbewegungen unfreiwillige 49/ I 49

Hände kalt bei Fieber 876/ II 470

Händelsüchtig → Streitsucht 100/ I 100
⇒ möchte kämpfen, dreinschlagen 64, 87/ I 64, 87

Händeringen 49/ I 49

Händereiben 49/ I 49

Handschweiß 929, 930/ II 523, 524
Hand und Handteller klebrig und kalt 930/ II 524

Hände-waschen dauerndes 143/ I 143

Hängebauch 1647/ III 513

Harnblase Blutung 1819/ III 685
Dysurie bei Unterdrückung der Menses 1804/ III 670
Entleerung, unwillkürlich bei Husten, Niesen, Kaltwerden 1810/ III 676
– verzögert 1811/ III 677
Entzündung bei Unterdrückung der Menses 1820/ III 686
Enuresis nocturna 1809/ III 675
Enuresis nocturna bei Knaben 1810/ III 676
Harnverhaltung nach Entbindung 1818, 1819/ III 684, 685
Lähmung, (Harnverhaltung) 1817/ III 683
– – bei Kindern 1818/ III 684
Operationsfolgen 1819/ III 685
Prostatahypertrophie, Harnverhaltung 1818/ III 684
– Urinträufeln 1808/ III 674
Schmerzempfinden beim Urinieren, Modalitäten 1836, 1840/ III 702, 706
kann nur gebeugt mit gespreizten Beinen urinieren 1811/ III 677
kann nur im Sitzen urinieren 1811/ III 677
Verletzung, Operation 1820/ III 686

Harndrang bei Anblick und Hören von Wasser 1811, 1815, 1817/ III 677, 681, 683
bei Hände im Wasser 1817/ III 683
häufig bei Unterdrückung der Menses 1814/ III 680
krankhafter 1812/ III 678
im Liegen, Modalitäten 1815/ III 681
mit Stuhldrang 1816/ III 682
bei Uterusprolaps 1815/ III 681
vergeblich 1816/ III 682

Harnkrise Urina spastica bei Augenschmerzen 1173/ III 39
Bauchschmerzen 1683/ III 549

Gesichtsschmerzen 533/ II 127
Kopfschmerzen 265, 322/ I 265, 322
urämischen Kopfschmerzen 1859, 1860/ III 725, 726
Magenschmerzen 1628/ III 494

Harnlassen → Entleerung der Blase 1804/ III 670

Harnleiter 1799/ III 665
Schmerzen 1830, 1833/ III 696, 699

Harnröhre 1821/ III 687
gefühllos 1808/ III 674
⇒ Empfindungen 1824/ III 690
Schmerzen beim Urinieren 1840/ III 706
Blutung infolge Unterdrückung der Menses 1823/ III 689
– nach Unterdrückung der Gonorrhoe 1824/ III 690

Harnsperre Nieren 1799/ III 665
Harnverhalten 1817/ III 683
– der Neugeborenen 1818/ III 684
infolge Unterdrückung von Gonorrhoe 1800/ III 666

Haß auf Frauen 59/ I 59
auf Männer 59/ I 59
⇒ Menschenfeindlichkeit 71/ I 71

Haut Anasarka, → ödematöse Schwellung 573/ II 167
Anästhesie nach Ausschlägen 550/ II 144
aufgesprungen im Winter 549/ II 143
Bauch 1667/ III 533
Brust 622/ II 216
Extremitäten 828/ II 422
feucht, → Nässen 572/ II 166
Gelbsucht 559/ II 153
Gesicht 497/ II 91
Hände 829/ II 423
Hals 1438/ III 304
Haut schält sich 575/ II 169
Heilhaut, schlechte, → ungesund 574/ II 168
⇒ Haut untätig (inaktiv) 575/ II 169
Jucken 552, 555, 581/ II 146, 149, 175
Kälte, Modalitäten 570/ II 164
Kopf 186/ I 186

kratzt bis es blutet 554, 582/ II 148, 176
Leberflecke 558/ II 152
Muttermale, Naevi pigmentosi 571/ II 165
Neigung zu Entzündung 558/ II 152
netzförmige Venenzeichnung 572/ II 166
Ohren 1222/ III 88
Rücken 707/ II 301
Schrunden, Rhagaden, → Risse 549, 833/ II 143, 427
Schwielen 575/ II 169
Sommersprossen 574/ II 168
Unfähigkeit zu schwitzen 574/ II 168
Wärme, Modalitäten 555/ II 149
Wärme < 596/ II 163

Hautausschläge 579/ II 173
abwechselnd mit Asthma 605/ II 199
Augen 1150/ III 16
Bauch 1668/ III 534
Bluten und Kratzen 554, 582, 596/ II 148, 176, 190
Brust 623/ II 217
Crusta lactea 589/ II 183
Eiterflechte im Gesicht (Impetigo contagiosa) 187, 505, 589/ I 187, II 99, 183
Ellbeuge 842/ II 436
Extremitäten 836/ II 430
im Frühjahr, im Sommer, im Winter 605/ II 199
Gelenkbeuge 838/ II 432
Gesicht 498/ II 92
Haarrand 186, 502/ I 186, II 96
Hals 1438/ III 304
Kniekehle 853/ II 447
Kopf 186/ I 186
Krätze 594/ II 188
Lippen 498/ II 92
vor und während der Menses 498, 605/ II 92, 199
⇒ phagedänisch, umsichfressend 580, 581, 591/ II 174, 175, 185
zwischen den Oberschenkeln 853, 1877/ II 447, III 743
an den Ohren 1222/ III 88
Rücken 707/ II 301

< durch Waschen 605/ II 199
Zurückgehen von H., gefolgt von Erbrechen 1590/ III 456

Hautausschläge, Absonderungen
579/ II 173
blutig 579, 582/ II 173, 176
eitrig 579, 582/ II 173, 176
juckend 581, 587, 592, 593, 596/ II 175, 181, 186, 187, 190
nässend, dünn 579/ II 173

Hautausschläge, unterdrückt
Asthma 1466/ III 332
Herpes 588/ II 182
Pruritus 555/ II 149
Skabies 594/ II 188
Skabies unterdrückt durch Quecksilber und Schwefel 594/ II 188
< nach Unterdrückung 597/ II 191

Häute, seröse
Entzündung 1947/ I 413

Heben
2036/ I 502
Bauchschmerzen 1679/ III 545
Brustschmerzen 664/ II 258
Husten 1500/ III 366
Kreuzschmerzen 748/ II 343*), 342
Lendenschmerzen 743/ II 338*), 337
Magenschmerzen 1625/ III 491
Ovarialschmerzen1924/ III 790
Rückenschmerzen 727, 743, 748/ II 321, 337, 342
Schwindel 162/ I 162
⇒ Verheben 716/ II 310

Heftig
hitzig 60/ I 60
⇒ muß sich zurückhalten, um nicht heftig zu werden 147/ I 147

Heikel
wählerisch 120/ I 120
⇒ überempfindlich 27/ I 27

Heimtückisch
boshaft 20/ I 20
⇒ feige 36/ I 36

Heimweh
60/ I 60
⇒ trübsinnig, schwermütig 89/ I 89

Heirat
Gedanke an Heirat unerträglich 60/ I 60
⇒ Abneigung gegen Frauen 37/ I 37
⇒ Haß gegen Frauen 59/ I 59
⇒ Abscheu gegen das andere Geschlecht 81, 1454/ I 81, III 320

Heiserkeit
⇒ Stimmlosigkeit 1457/ III 323
⇒ schreiend, heiser wie ein Kind 1342/ III 208

Heiße Füße
streckt die Füße aus dem Bett 860 ff., 912/ II 454 ff., 506
⇒ brennende Sohlen 1032, 1033/ II 626, 627
Hitze der Sohlen 861/ II 455
⇒ ein Fuß heiß, der andere kalt 860/ II 454

Heiße Getränke
Abneigung 1552/ III 418
mit Schlucksen 1605/ III 471
< Magenschmerz 1625/ III 491

Heiße Speisen
Modalitäten 2047/ I 513
Abneigung 1553/ III 419
Erbrechen nach heißen S. 1601/ III 467

Hektisch
gehetzt, in Eile 26/ I 26
⇒ alles geht nicht schnell genug 27/ I 27

Helm
Gefühl von eisernem H. 313, 316/ I 313, 316
⇒ Kappe 314/ I 314

Hemiplegie
Halbseitenlähmung 1959, 908/ I 425, II 502
nach Unterdrückung von Ausschlägen 908 ff./ II 502 ff.

Hemmungen
→ Zaghaftigkeit 149/ I 149
⇒ Mangel an Selbstvertrauen 94/ I 94
⇒ tadelt sich selbst 101/ I 101
Unzufriedenheit mit sich selbst 112/ I 112

Hepatisation
der Lunge 637/ II 231

Hepatitis
1669/ III 535

Herausforderung
61/ I 61
⇒ Anmaßung, Arroganz 10/ I 10

Herausstrecken der Hand
aus dem Bett 441/ II 35
⇒ Frösteln durch Entblößen 458/ II 52

Herbst
2036/ I 502
Diarrhoe 1742/ III 608
Fieber 459/ II 53
Frieren 432/ II 26
Husten 1500/ III 366

Hering
Abneigung 1552/ III 418
Verlangen 1617/ III 483

Heringslake
Geschwüre übelriechend wie H. 562/ II 156
Haut am After riecht wie H. 1764/ III 630
⇒ Fischlake 1896/ III 762

Hernien
Leistenhernie, Schenkelhernie 1647/ III 513
Nabelbruch 1672/ III 538
⇒ Gefühl einer Hernie 1694/ III 560

Herpes
circinatus 504, 508/ II 98, 102
corneae 1151/ III 17
facialis 504/ II 98
febrilis 502, 587/ II 96, 181
labialis 504/ II 98
linguae 1390/ III 256
mammae 625/ II 219
zoster 567, 589, 624/ II 161, 183, 218
Abdomen 1668/ III 534
Achselhöhle II 219
Gesäß 851/ II 445
Genitalien, ml. 1876/ III 742
Genitalien, wbl. 1887/ III 753
Kopf 187/ I 187
Ohrmuschel 1223/ III 89
Präputium 1877/ III 743
Skrotum 1877/ III 743
< des H. durch kaltes Wasser 588/ II 182
⇒ Schmerzen nach H. 652, 768/ II 246, 362
< durch Unterdrückung des H. 588/ II 182

Herrisch
→ diktatorisch 25/ I 25
⇒ machtliebend 70/ I 70

Herunterhängen lassen
der Arme < 976/ II 570
der Beine > Asthma 1472/ III 338
der Glieder > 912/ II 506

⇒ H.der Beine > Gliederschmerzen 995/ II 589
⇒ H. aus dem Bett > Zucken der Beine 903/ II 497

Heruntersinken des Arms, Schwäche 924/ II 518

Herz 625/ II 219
Albumin im Urin bei Herzleiden 1852/ III 718
Angina pectoris 626/ II 220
Angst in Herzgegend 608/ II 202
Asthma bei Myodegeneratio 1466/ III 332
Atemnot bei rheumatischen Herzleiden 1474/ III 340
Atemnot bei Herzbeschwerden und Ovarialbeschwerden 1472/ III 338
– bei rheumatischen Herzschmerzen 1472/ III 338
– bei Herzklopfen 1472/ III 338
– mit Herzklopfen von 23 – 3 Uhr 1472/ III 338
Atmung tief durch Schweregefühl am H. 1483/ III 349
Beklemmung mit Kopfhitze 191/ I 191
Atemnot mit Herzbeschwerden und Miktionsstörung 1472/ III 338
Beschwerden mit bläulichem Gesicht 490/ II 84
Brennen 668/ II 262
Druck 671/ II 265
Empfindungen 667 ff./ II 261 ff.
Engegefühl von Band um das H. 646/ II 240
– aufsteigend vom H. 44/ I 44
Furcht, H. höre auf zu schlagen 44/ I 44
Krampf 636, 637/ II 230, 231
Lähmung 626/ II 220
Leiden mit organischen Veränderungen 625 ff./ II 219 ff.
– mit Husten (Reflexhusten) 1500, 1506, 1530/ III 366, 372, 396
Pelzigsein des linken Arms 945/ II 539
Schmerzen 658 ff./ II 252 ff.
– ausstrahlend 660/ II 254
– krampfhafte 673/ II 267
– im Liegen, Modalitäten 659/ II 253
Störungen bei Gicht 626/ II 220
Überanstrengung 626/ II 220
Zittern, Zucken 619/ II 213

zuckender Schmerz 697/ II 291
Zusammenschnüren, Engegefühl 646 ff./ II 240 ff.

Herz, Empfindung
Flattern 614/ II 208
Gurgeln, beim Atmen 614/ II 208
von Hand gepackt 647/ II 241
an den Rippen aufgehängt 613/ II 207
gegen den Rücken gezogen 614/ II 208
Schwirren in der Herzgegend 626/ II 220
Stehenbleiben 617/ II 211
Umdrehen 617/ II 211
nach unten gezogen 614/ II 208
Zusammenschnüren bei Gesichtshitze 512/ II 106

Herzgrube
→ Epigastrium (in diesem Leitfaden)
⇒ 1514, 1517/ III 380, 383

Herzklopfen
626 ff./ II 220 ff.
Erbrechen 1590/ III 456
Hitzewallungen 191, 1950, 634/ I 191, 416, II 228
im Liegen, Modalitäten 631/ II 225
Kälte im Gesicht 514/ II 108
Konvulsionen 1954/ I 420
Ohnmacht 1964/ I 430
Schlaflosigkeit 382/ I 382
Schweiß 477/ II 71
Übelkeit 1612/ III 478
bei Unterdrückung der Menses 631/ II 225
nach unterdrückten Hautausschlägen 632/ II 226
Weinen 145/ I 145

Herzlich
61/ I 61
⇒ mitfühlend 71/ I 71

Heuasthma
1309, 1466/ III 175, 332

Heufieber
Heuschnupfen 1314/ III 180
⇒ Kopfschmerz, drückend, bei Heuschnupfen 313/ I 313

Hexenschuß
Lumbago, Lumbalgie 741 ff./ II 335 ff.

Hilflosigkeit
61/ I 61
⇒ Gefühl der Verlassenheit 114/ I 114

Himmel und Hölle
→ Wahnidee 129/ I 129

Hinlegen muß sich H. bei Kopfschmerzen 252/ I 252
Neigung zum H. 1948/ I 414
nach dem Essen 1949/ I 415

Hinterkopf Schmerzen 270 ff./ I 270 ff.

Hinterlistig 17/ I 17
⇒ bösartig 20/ I 20
⇒ zerstört auf hinterlistige Weise 149/ I 149

Hirndruck 316/ I 316

Hirntumor 1959/ I 425

Hitze 442/ II 36
Anus 1758/ III 624
Augen 1141, 1142/ III 7, 8
– empfindlich gegen äußere H. 1157/ III 23
Augenhitze bei Iritis 1142/ III 8
in Blutgefäßen 438/ II 32
brennend in den Blutgefäßen 452/ II 46
brennend 437/ II 31
Brust 633/ II 227
Brustschmerz durch H. im Fieber 653/ II 247
Brustschmerz > durch H. 664/ II 258
Diarrhoe durch H., Modalitäten 1742/ III 608
Extremitäten 857 ff./ II 451 f.
< Schmerzen in den Extremitäten 997/ II 591
Fäzes heiß 1791/ III 657
Fieberhitze allgemein 442/ II 36
Frieren mit H. 413/ II 7
Fußschmerzen 1016/ II 610
in den Füßen im Bett 860/ II 454
brennend in den Füßen, entblößt sie 860/ II 454
– in den Fußsohlen 861/ II 455
⇒ Brennen im Fuß, nachts im Bett 1032/ II 626
⇒ Brennen in der Fußsohle, nachts im Bett 1033/ II 627
in einem Fuß, Kälte im anderen 860/ II 454
Genitalien, ml. 1866/ III 732
– wbl. 1889/ III 755
Gesicht 510/ II 104
Gesichtsschmerz, Modalitäten 530/ II 124
Innerer Hals, Trockenheit während H. 693/ III 287

Harnblase 1803/ III 669
Harnröhre 1824/ III 690
Hauthitze 569/ II 163
Hautkälte mit innerer H. 570/ II 164
Hautausschlag durch Überhitzung 605/ II 199
Hitzewellen im Magen 1577/ III 443
intensiv 442/ II 36
Ischias < durch H. 997/ II 591
Kehlkopf 1444/ III 310
Konvulsionen während Hitzestadium im Fieber 1954/ I 420
Kopfhitze, Modalitäten 189 ff./ I 189 f.
Kopfhitze, Körper kalt 192/ I 192
Kopfschmerz, heiße Umschläge > 253/ I 253
– heiße Getränke < 252/ I 252
– Hinterkopf, H. < 273/ I 273
– Schläfe, H. > 282/ I 282
– Stirn, H. > 293/ I 293
– über den Augen, H. < 299/ I 299
Magen 1577/ III 443
Magenschmerzen > durch H. 1625/ III 491
Mund 1344/ III 210
Nase 1281/ III 147
– Trockenheit 1317/ III 183
Ohnmacht mit H., dann Kälte 1964/ I 430
Ohren 1215, 1224/ III 81, 90
Rücken, H. 711/ II 305
Rückenschmerzen, reißend, Ofenhitze > 763/ II 357
Schlafgestört 377/ I 377
Schlaflosigkeit durch H. im Kopf 382/ I 382
Schwäche 1978/ I 444
– durch Gehen in H. 1977/ I 443
– im Sommer und Sonnenhitze 1978/ I 444
Schwere im Kopf durch Sonnenhitze 219/ I 219
Schwindel 163/ I 163
– durch Sonnenhitze, Zimmerhitze 163/ I 163
– bei Hitzestadium im Fieber 163/ I 163
Sommer und Sonnenhitze machen Fieber 459/ II 53
⇒ Sonnenhitze mit Schwindel 169/ I 169
⇒ Sonnenhitze mit Übelkeit 1614/ III 480

Tropenhitze 432/ II 26
Urin heiß 1853/ III 719
Wallungen 1949/ I 415

Hitzegefühl 1995/ I 461
im Zahnfleisch 1346/ III 212

Hitzewallungen 1949/ I 415
Angst 7/ I 7
Gesicht 512/ II 106
Kopf 191/ I 191
Magen 1577/ III 443
Schweiß 1950/ I 416
vom Uterus zum Kopf 1889/ III 755
⇒ Hitze im Bauch 1650/ III 516

Hitzschlag ⇒ Sonnenstich 222/ I 222

Hochgelegene Orte Furcht 44/ I 44
Kopfschmerz 253/ I 253
Gemütssymptome 61/ I 61
Träume 395/ I 395
Schwindel 163/ I 163
⇒ Hochgebirge 2058/ I 524

Hochheben Hochziehen der Glieder, Modalitäten 912/ II 506
> 913/ II 507

Hochliegen und Tiefliegen des Kopfes 257/ I 257

Hochmütig 61/ I 61
⇒ geringschätzig 56/ I 56
⇒ verachtungsvoll 112/ I 112

Hodenentzündung 1869/ III 735
⇒ Metastasen nach Parotitis 487/ II 81

Hodgkin Morbus → Drüsenentzündung 1947/ I 413

Hoffnungslos → Verzweiflung 119/ I 119

Höhe will aus großer H. hinunterspringen 98/ I 98
will sich hoch herabstürzen 93/ I 93

Hoheitsvoll stolz, → hochsinnig 61/ I 61
⇒ hält sich für hohe Person 129/ I 129

Holzbein	Gefühl von H. 796/ II 392
Homosexualität	Liebe zum eigenen Geschlecht 70/ I 70
Hordeolum	Gerstenkorn 1155/ III 21
Hornhaut	an Händen, Sohlen, Zehen 832/ II 426 ⇒ Hühneraugen 832/ II 426
Hornhautentzündung	1148/ III 14 Hornhauttrübung 1152/ III 18
Hüftgelenk	Entzündung 884/ II 478 Krampf 899/ II 493 Luxation, spontane 886/ II 480 Schmerz 999/ II 593 Schwäche 927/ II 521
Hühneraugen	832/ II 426
Hülsenfrüchte	< 2047/ I 513
Humor	→ Fröhlichkeit 37/ I 37 ⇒ Frohsinn 38/ I 38 ⇒ Heiterkeit 60/ I 60 ⇒ Spaß 96/ I 96
Hunde	Furcht vor Hunden 44/ I 44 sieht H. 129/ I 129 träumt von H. 395/ I 395
Hunger	Abneigung gegen Speisen trotz H. 1553/ III 419 Bauchschmerzen infolge von H. 1679/ III 545 Folgen von H. 2036/ I 502 mit Kopfschmerzen 248/ I 248 Heißhunger 1555/ III 421 Hungergefühl im Magen 1578/ III 444 Schwäche 1978/ I 444 weckt nachts 373, 382/ I 373, 382 ⇒ hat H., weiß nicht wonach 1556/ III 422 ⇒ Kopfschmerzen vor dem Essen 247/ I 247 ⇒ Verlangen, weiß nicht wonach 1620/ III 486
Hungrig	bald nach dem Essen wieder hungrig 1556/ III 422
Hüsteln	1521/ III 387

Husten 2037, 1487/ I 503, III 353
Anfälle 1492/ III 358
Angst in der Brust bei H. 607/ II 201
Anus, Schmerzen beim H. 1770, 1779, 1781/ III 636, 645, 647
Asthma < durch H. 1467/ III 333
Atemnot 1472/ III 338
aufsitzen > 1502/ III 368
Augenschmerzen 1179, 1186/ III 45, 52
Zusammenziehen des Bauches bei H. 1660/ III 526
Bauchschmerzen 1679/ III 545
bis zur Bewußtlosigkeit 1513/ III 379
Brustbeklemmung 611/ II 205
Brustkrampf 636/ II 230
Brustschmerzen 653/ II 247
Orte 657 ff./ II 251 ff.
Zusammenschnüren der Brust 645/ II 239
Chronischer H. bei Kindern 1534/ III 400
Defäkation, unwillkürlich bei H. 1766/ III 632
Fieber, H. vermehrt Hitze 459/ II 53
Frieren 432/ II 26
Glieder, Steifheit bei H. 809/ II 403
Schmerzen, Orte 972/ II 566
Empfindungen 1034 ff./ II 628 ff.
Gähnen 376/ I 376
Genitalien, ml., Schmerzen 1913/ III 779
Gesichtsschmerzen 531/ II 125
Hämorrhoiden abwechselnd mit H. 1495/ III 361
Hals, Zusammenschnüren bei H. 1413/ III 279
Halsschmerzen 1424, 1427, 1429/ III 290, 293, 295
Harnblase, Enuresis 1810/ III 676
Harnschmerzen 1835, 1837, 1839/ III 701, 703, 705
Hustenreiz in der Herzgegend 1522/ III 388
Herzklopfen 630/ II 224
Herzleiden 1500, 1506/ III 366, 372
Hinliegen >, Modalitäten 1503/ III 369
Kehlkopf, Laryngismus stridulus vor H. 1453/ III 319
Kehlkopf H. > Heiserkeit 1455/ III 321
Kehlkopfschmerzen 1459/ III 325
Keuchhusten 1524/ III 390
Kitzelhusten 1513/ III 379

Konvulsionen 1954/ I 420
Kopfschmerzen, Modalitäten 253/ I 253
kruppartiger H. 1512/ III 378
Krupphusten 1524/ III 390
Magen, Aufstoßen nach H. 1561, 1565/ III 427, 431
– Erbrechen 1590 ff./ III 456 ff.
– Singultus 1604/ III 470
– Übelkeit 1612/ III 478
Magenschmerzen 1626/ III 492
Mund, Fötor 1323/ III 189
Nasenbluten 1285/ III 151
Nierenschmerzen 1830/ III 696
Ohnmacht 1964/ I 430
Ohrenschmerzen 1231/ III 97
Rasselgeräusche 1528/ III 395
Rücken, kalter Schweiß 719/ II 313
Rücken, Schmerz 727/ II 321
Rückenschmerzen, Schmerzen unter dem Schulterblatt 737, 738/ II 331, 332, 333*)
Schlaf, Erwachen durch H. 374, 1491, 1507/ I 374, III 357, 373
Schleim in der Luftröhre 1516/ III 382
Schwangerschaft 1507/ III 373
Schweiß 477/ II 71
Schwindel 163/ I 163
Trachea, Schmerzen 1460/ III 326
Weinen 145/ I 145
Weinen < H. 1509/ III 375
Zahnschmerz, H. < Zahnschmerz 1366/ III 232
infolge Unterdrückung von Fieber 1499/ III 365
– – – Gonorrhoe 1495, 1534/ III 361, 400
– – – Hautausschlägen 1500/ III 366
– – – Menses 1504/ III 370

Hut 253/ I 253
Abneigung 194/ I 194
Hutdruck < 232/ I 232
Kopfschmerz durch Hutdruck 253, 273, 293/ I 253, 273, 293
⇒ – – –, Empfindungen 314, 325, 366/ I 314, 325, 366
⇒ Band, Kappe, Helm, Reifen 231, 234, 312 ff., 324/ I 231, 234, 312 ff., 324

Hutchinson	Deformation der Zähne 1353/ III 219
Hydroperikard	Herzbeutelwassersucht 644/ II 238
Hydrophobie	Wasserscheu bei Tollwut 104/ I 104 ⇒ Furcht vor Wasser 48/ I 48
Hydrothorax	Brustwassersucht 644/ II 238
Hydrozele	seröse, entzündliche Flüssigkeitsansammlung 1880/ III 746 *nach Unterdrückung von Ausschlägen 1880/ III 746*
Hydroze-phalus	Wasserkopf 194/ I 194 Diarrhoe bei akutem H. 1742/ III 608 Gesichtskälte bei H. 514/ II 108
Hyperästhesie	Überempfindlichkeit der Haut am Rücken 699/ II 293
Hyperemesis gravidarum	Erbrechen in der Schwangerschaft 1592/ III 458 Ekel 1610/ III 476 Blut 1596/ III 462 Schleim 1600/ III 466 Schlucksen, Singultus 1605/ III 471 Sodbrennen 1606/ III 472 Übelkeit 1614/ III 480 Wasser 1602/ III 468
Hyperpyrexie	mehrere Tage dauerndes Fieber 444/ II 38
Hyper-sensibilität	Überempfindlichkeit der Sinnesnerven 27, 1971, 1994/ I 27, 437, 460
Hypertonie	Bluthochdruck, → Puls drahtig, hart 1967/ I 433
Hypertrophie	Vergrößerung der Mamma 639/ II 233
Hypochondrie	Überbewertung von Krankheitszeichen, hypochondrische Angst 7/ I 7 ⇒ Gedanken an Krankheit 52/ I 52 ⇒ zweifelt an seiner Genesung 152/ I 118*),152
Hypochon-drium	→ Bauchschmerzen, Orte 1687/ III 553
Hypogastrium	1690/ III 556
Hypopyon	Eiteransammlung in der vorderen Augenkammer 1148/ III 14

Hypotonie Blut-Niederdruck, → Puls schwach, unfühlbar 1969/ I 435

Hysterie Anfälle, psychogene 62/ I 62
⇒ hysterisches Asthma 1467/ III 333
Bauchmuskelkrämpfe 1648/ III 514
Blasenlähmung 1819/ III 685
Brustmuskelkrämpfe 636/ II 230
Delirium 23/ I 23
Harnverhaltung 1819/ III 685
Herzklopfen 630/ II 224
Husten 1499, 1504/ III 365, 370
Kopfschmerzen 253/ I 253
Krämpfe 1954/ I 420
Luftaufstoßen 1565/ III 431
Muskellähmung 908/ II 502
Ohnmacht 62, 1964/ I 62, 430
Schlaflosigkeit 382/ I 382
Stimmlosigkeit 1458/ III 324
nach Unterdrückung von Absonderungen 62/ I 62

I

Ichthyosis Fischschuppenkrankheit 595/ II 189

Icterus neonatorum Gelbsucht der Neugeborenen 559/ II 153

Ideen, fixe
→ Gedanken, hartnäckige 51/ I 51
⇒ Wahnideen 63, 120/ I 63, 120
⇒ Zurückkommen, verharren an vergangenen Dingen 152/ I 152

Idiotie
63/ I 63
⇒ Imbezillität 63/ I 63

Ikterus Gelbsucht 559/ II 153

Ileozäkalgegend Bauchschmerzen in der Blinddarmgegend 1692, 1704, 1711, 1730/ III 558, 570, 577, 596

Ileus Darmverschluß 1648/ III 514

Illusionen
1199/ III 65
⇒ Täuschungen 1203/ III 69
Phantasien 74, 134/ I 74, 134

Impetigo
Eiterflechte, Bartflechte 505, 589/ II 99, 183
auf dem Kopf 187/ I 187

Impfung
2037/ I 503
⇒ Abmagerung der Arme nach Impfung 793/ II 387
Asthma 1467/ III 333
Diarrhoe 1742/ III 608
Husten 1500/ III 366
Krämpfe 1954/ I 420
Magenschmerzen 1626/ III 492
Schwellung der Schulter 664/ II 528
Übelkeit 1612/ III 478
Umlauf, Panaritium 819/ II 413

Impotenz 1871/ III 737

Impulsiv
63/ I 63
⇒ Neigung, andere anzustacheln 10/ I 10

Inbrünstig → feurig 36/ I 36

Indifferenz	→ Teilnahmslosigkeit 102/ I 102
Indikan	Ausscheiden von Indikan im Urin 1312/ III 718
Indiskret	I 63*) → Unbedachtsamkeit 108/ I 108 (Auflagen ab 1971)
Indolenz	→ Faulheit 34/ I 34 Abneigung gegen Verstandesarbeit 11/ I 11 Abneigung gegen die gewohnte Hausarbeit 34/ I 34 ⇒ Trägheit der Apperzeption 105/ I 105
Induration	Gewebsverhärtung der Muskeln 913/ II 507
Infiltration	Einlagerung in den Muskeln 913/ II 507
Initiative	Mangel an Initiative, → Tätigkeit abgeneigt 102/ I 102
Inkarzeration	Einklemmung einer Hernie 1647/ III 513
Inkongruenz	Ungleichheit von Puls und Herzschlag 1968/ I 434
Inkoordination	→ Ataxie 905/ II 499
Insekten	sieht Insekten 130/ I 130
Insektenstiche	570/ II 164 in die Zunge 1394/ III 260 ⇒ Bienenstiche 520/ II 114
Insultieren	anfallen 86/ I 86 ⇒ Streitsucht 100/ I 100
Intelligent	gescheit, von klarem Verstand 62/ I 62
Intentions-tremor	grobes Zittern beim Vorzeigen der Hände 961, 962/ II 555, 556
Interkostal-neuralgie	Zwischenrippenschmerzen 670, 675, 689/ II 264, 269, 283 als Folge von Herpes zoster 652/ II 246
Intermenstru-elle Blutung	1906/ III 772
Intermittieren-de Menses	1903/ III 769

Intertrigo	„Wolf" 578/ II 172 ⇒ Wundheit der Gelenkbeugen 835/ II 429 Wundheit zwischen Skrotum und Schenkel 1875/ III 741
Intoxikation	alkoholische I., Rauschfolgen 2051/ I 517
Introspektion	Innenschau 92/ I 92 ⇒ Meditation, Versenkung 73/ I 73
Invaginationsileus	Darmeinstülpung 1648/ III 514
Iritis	Regenbogenhautentzündung 1148, 1187/ III 14, 53
Irrsinn	54/ I 54 ⇒ Wahnsinn 142/ I 142 ⇒ Wahn, er/sie werde verrückt 126/ I 126 ⇒ Furcht vor Irrsinn 43/ I 43
Ischämie	→ Taubheit der einzelnen Körperteile 2018/ I 484 ⇒ Totenfinger, Digiti mortui 822/ II 416
Ischias	996, 1070/ II 590, 664 ⇒ Verletzungen 998/ II 592 ⇒ Wohnen in feuchtem Haus 998/ II 592

J

Jährlich
→ Periodizität, jährlich 2024/ I 490
⇒ Frost 427/ II 21

Jähzorn
Zorn 150/ I 150
⇒ Reizbarkeit 77/ I 77
⇒ Wildheit 148/ I 148
⇒ Wut 75/ I 75

Jammern
64/ I 64
⇒ sich beklagen 15/ I 15
⇒ seufzen 94/ I 94
⇒ stöhnen 99/ I 99

Jucken, Juckreiz
1758/ III 624
Anus 1758/ III 624
beim Ausziehen 195, 553, 602/ I 195, II 147, 196
Baden > J. der Haut 553/ II 147
im Bett, in Bettwärme 552, 555/ II 146, 149
Extremitäten 861/ II 455
Genitalien, ml. 1866/ III 732
Gesicht 505/ II 99
Haut 552/ II 146
Hautausschläge 581, 601/ II 175, 195
Kaltbaden > J. am Anus 1759/ III 625
der Kopfhaut, J. am Kopf 194 ff./ I 194 ff.
muß kratzen, bis es blutet 554/ II 148
– – bis zum Erbrechen 1591/ III 457
tritt nach Kratzen an anderer Stelle auf 554/ II 148
Nase 1276/ III 142
Skrotum 1867/ III 733
mit Übelkeit 1591/ III 457
Vagina 1890/ III 756
Verzweiflung durch Hautjucken 120/ I 120
Vulva 1889/ III 755

K

Kaffee
Modalitäten 2047, 2048/ I 513, 514
Abneigung 1552/ III 418
macht Atemnot 1477/ III 343
– Aufstoßen 1561, 1567/ III 427, 433
– Bauchschmerzen 1679/ III 545
– Brechwürgen 1594/ III 460
Diarrhoe 1742/ III 608
macht Erbrechen 1591, 1599/ III 457, 465
< Husten 1505/ III 371
Kopfschmerzen, Modalitäten 253, 254/ I 253, 254
macht Magenschmerzen 1626/ III 492
– Obstipation 1751/ III 617
– Schleimbrechen 1600/ III 466
– Schwindel 163/ I 163
– Sodbrennen 1606/ III 472
– Übelkeit 1612/ III 478
– Verdauungsstörungen 1586/ III 452
Verlangen 1617/ III 483
macht Völle 1584/ III 450
– Zahnschmerzen 1366/ III 232

Kaffeegeruch
< 1280, 1612/ III 146, 478
kann K. nicht riechen 1279/ III 145
macht Kopfschmerzen 254/ I 254
Schwäche durch K. 1978/ I 444
⇒ K. < 2047/ I 513
⇒ K. > 2048/ I 514

Kaffeesatz-artiges
Erbrechen 1598/ III 464
Fäzes 1788/ III 654
Urinsediment 1862/ III 728

Kaffeetrinken
> Kopfschmerz 254/ I 254

Kahlheit
→ Haare fallen aus 185, 186/ I 185, 186

Kälte, Kalt
Modalitäten 2037/ I 503
⇒ Frost 407, 417, 421, 429/ II 1, 11, 15, 23
Anus 1760/ III 626
Afterschmerz, K. > 1776/ III 642
Asthma, von kalter Luft, von kaltem Wasser,
– Modalitäten 1467/ III 333

Atemnot, kaltes Wasser > 1472/ III 338
Augen, empfindlich gegen kalte Luft, kaltes Wasser 1157/ III 23
in den Augen 1143/ III 9
– Modalitäten 1157/ III 23
Augenentzündung, K., Modalitäten 1146/ III 12
Augenschmerzen, Kaltwaschen > 1172, 1179, 1182/ III 38, 45, 48
Auswurf bei kalter Luft, Modalitäten 1550/ III 416
Bauch 1651/ III 517
Bauchschmerzen durch kalte Getränke, Modalitäten 1679/ III 545
Bauchschmerzen, kalte Speisen < 1679/ III 545
Gefühl von K. der Blutgefäße 420/ II 14
Brust 634/ II 228
Brustbeklemmung in kalter Luft 611/ II 205
Brust, Zusammenschnüren durch kaltes Baden 646/ II 240
Brustschmerz durch kalte Luft 653, 680, 687, 691/ II 247, 274, 281, 285
Brustschmerz durch kalte Getränke 654/ II 248
Brustwarzen, Mammae 634/ II 228
Diarrhoe durch kalte Getränke 1742/ III 608
Diarrhoe durch kalte Speisen 1743/ III 609
eisige, schmerzhafte K. 514/ II 108
Extremitäten 873 ff./ II 467 ff.
Fersen und Fußsohlen 882/ II 476
feuchtkalt 932/ II 526
Fieber mit K. 443/ II 37
Frösteln der Extremitäten 797/ II 391
Frösteln bei Fieber 881/ II 475
Fuß, Gefühl von K., trotz äußerer Wärme 882/ II 476
Fuß, der eine kalt, der andere warm 881/ II 475
erkältet sich durch kalte Füße 2038, 881/ I 504, II 475
kalte Füße, als ob sie in Wasser stünden 882/ II 476
kalte Füße durch Unterdrückung von Fußschweiß 882/ II 476
Gähnen macht K. 376/ I 376
kalte Getränke < Husten 1501/ III 367

Gesicht, Kälte 513/ II 107
Gesichtsschmerzen, Kälteanwendung, Modalitäten 531/ II 125
Gesichtsschmerzen, kalte Luft, Modalitäten 531/ II 125
Gesicht, Lähmung durch K. 516/ II 110
Genitalien, ml., Empfindungen 1868/ III 734
– wbl., Empfindungen 1890/ III 756
Glieder 873 ff./ II 467 ff.
Gliederschmerzen, Modalitäten 967/ II 561
– Orte 976 ff./ II 570 ff.
Hals innen, K. 1405/ III 271
– – Halsschmerz durch K. 1424/ III 290
Hals außen, K. 1437/ III 303
Hämorrhoiden, K. > 1764/ III 630
Hände, 875/ II 469
Hand kalt, einseitig rechts 876/ II 470
eine Hand kalt, die andere heiß 876/ II 470
⇒ Hand: Hitze, abwechselnd macht K. 858/ II 452
Harnblase, K. 1803/ III 669
Harndrang durch Erkältung 1814/ III 680
Harnröhre, Gefühl von K. des Urins 1825/ III 691
Haut, K. 570/ II 164
Hautausschläge durch K. 605/ II 199
– jucken, kaltes Wasser < 588/ II 182
– jucken, kalte Luft, Modalitäten 602/ II 196
Heiserkeit nach kaltem Bad, bei kaltem Wetter 1455/ III 321
bei Hitze des Körpers 514/ II 108
Husten, kalte Luft, Modalitäten 1504/ III 370
Husten durch Kaltwerden, kalte Speisen, kalter Wind 1501/ III 367
Kaltbaden < 2026/ I 492
Kaltes Bad > Kopfhitze 192/ I 192
nach zu häufigem Kaltbaden 432/ II 26
Kehlkopf, K. beim Atmen 1445/ III 311
– Stimmverlust bei K. 1458/ III 324
Knie, Gefühl von K., trotz äußerer Wärme 879/ II 473
Konvulsionen mit K. des Körpers 1955/ I 421
Kopf, Kältegefühl, Modalitäten 196 ff./ I 196 ff.
– empfindlich gegen K. 196/ I 196

Kopfschmerzen, Kaltwerden < 254/ I 254
– kalte Umschläge > 254/ I 254
– Orte 274 ff./ I 274 ff.
eisige K. des Körpers 407/ II 1
Lähmung durch Erkältung 1818/ III 684
im Magen 1578/ III 444
Magenschmerz durch kalte Getränke 1626/ III 492
Unterdrückung der Menses durch K. 1903/ III 769
Mund, Atem kalt 1333/ III 199
Nase eiskalt 1282/ III 148
Niesen in kalter Luft 1310/ III 176
Nieren und Nierengegend, K. < 1799/ III 665
Ohnmacht durch kaltes Wasser, Modalitäten 1964/ I 430
Ohren 1226/ III 92
Ohrenschmerzen, Modalitäten 1231/ III 97
Ohrengeräusch nach kalten Getränken 1255/ III 121
Rücken 712, 713/ II 306, 307
Rückenschmerzen bei K. 727/ II 321
– Kaltwaschen > 776/ II 370
Schlaf, Erwachen durch kalte Beine, kalter Körper 374/ I 374
– unruhig durch K. des Körpers 404/ I 404
Schlaflosigkeit durch K. 382/ I 382
Schwäche bei K. 1978/ I 444
Schweiß kalt, Modalitäten 463/ II 57
Anfälle von kaltem Schweiß 464/ II 58
Schwindel, kaltes Wetter, kaltes Wasser < 163/ I 163
kalte Umschläge > 163/ I 163
Urtikaria durch Kaltbaden, K. < 598/ II 192
Urin kalt 1853/ III 719
Zähne 1351/ III 217
Zahnfleisch des Oberkiefers 1346/ III 212
Zahnschmerzen, Modalitäten 1366/ III 232
Zittern bei K. 1990/ I 456
Zunge 1383/ III 249
Zystitis durch Erkältung 1820/ III 686

Kalte Getränke

Modalitäten 2048/ I 514
Abneigung 1552/ III 418
Brechwürgen 1594/ III 460

Erbrechen nach Trinken von kaltem Wasser 1593/ III 459
Halsschmerzen, Modalitäten 1424/ III 290
< Husten 1501/ III 367
Kopfschmerzen nach k. G., Modalitäten 265/ I 265
Kälte im Magen nach k. G. 1578/ III 444
Klumpen im Magen nach k. G. 1578/ III 444
Magenschmerz nach k. G. 1626/ III 492
Schwere im Magen nach k. G. 1582/ III 448
Singultus nach k. G. 1605/ III 471
Übelkeit, Modalitäten 1612/ III 478
Verdauungsstörung 1586/ III 452
Verlangen nach k. G. 1618/ III 484

Kalte Speisen < 2048/ I 514
Abneigung 1553/ III 419
Magenschmerzen nach k. S., Modalitäten 1626/ III 492
macht Verdauungsstörung 1586/ III 452
Verlangen 1618/ III 484

Kämmen der Haare 251/ I 251

Kappe Gefühl von K. auf dem Kopf 198/ I 198
⇒ Kopfschmerz, drückend 314/ I 314

Karbunkel der Extremitäten 833/ II 427
der Haut 589/ II 183
am Kinn 505/ II 99
auf dem Kopf 187/ I 187
im Nacken und Rücken 709/ II 303

Kardia Mageneingang 1585/ III 451
Magenschmerz an der K. beim Schlucken 1627/ III 493

Karies Schwund der Knochen 180, 1950, 883/ I 180, 416, II 477
der Zähne 1354/ III 220

Karotiden Kopfschlagader, klopfen, pulsieren 1437/ III 303

Karotiden-klopfen 1437/ III 303

Kartoffeln < 2048/ I 514
Abneigung 1552/ III 418

machen Aufstoßen 1561/ III 427
Bauchschmerzen nach K. 1679, 1727/ III 545, 593
machen Diarrhoe 1743/ III 609
< Husten 1505/ III 371
machen Magenschmerzen 1626/ III 492
Übelkeit nach K. 1612/ III 478
Verdauungsstörung nach K. 1586/ III 452
Verlangen 1618/ III 484

Karzinom
Krebs 1548, 1558/ I 414, 424
Wahn, an K. zu leiden 123/ I 123

Käse
2048/ I 514
Abneigung 1552/ III 418
Magenschmerzen 1626/ III 492
macht Verdauungsstörung, verdorbener Magen 1587/ III 453
Verlangen 1618/ III 484

Käsige Absonderungen
an den Mandeln 1419/ III 285
⇒ käsige Klümpchen werden aus dem Mund ausgeräuspert 1415/ III 281

Käsiger Körpergeruch
462/ II 56
Käsiger Geruch der Fäzes 1790/ III 656

Katalepsie
Starre 1950/ I 416
⇒ durch sexuelle Erregung 1950/ I 416

Katarakt
grauer Star 1156/ III 22

Katarrh der oberen Luftwege
→ Schnupfen 1307/ III 173
⇒ Kehlkopf und Trachea 1450/ III 316
⇒ *Unterdrückung von K. macht Kopfschmerzen 330/ I 330*

Katarrhalischer Schmerz
bei Sinusitis 254/ I 254
⇒ Schnupfen erstreckt sich in die Kieferhöhle (Nasenvorhof), in die Stirnhöhle 1308/ III 174

Kauen
Modalitäten 2039/ I 505
im Schlaf 514/ II 108

Kavernen
Hohlgeschwüre der Lungen 637, 638/ II 231, 232

Kehlkopf
Atemnot durch K.-krampf 1452, 1477/ III 318, 343
Entzündung bei Schnupfen 1314/ III 180

Husten durch Kitzel im K. 1520, 1534/ III 386, 400
Rasseln im K. 1443, 1452/ III 309, 318
Zusammenschnüren des Kehlkopfes 1476/ III 342

Kellerluft 2039/ I 505
⇒ Husten durch K. 1504/ III 370
⇒ Husten in feuchtkalter Luft 1503/ III 369
⇒ feuchter Raum < Husten 1503/ III 369

Keloide → Narben, hart 571/ II 165

Keratitis Hornhautentzündung des Auges 1148/ III 14

Keratokonus Hornhautkegel 1152/ III 18

Keuchhusten 1524/ III 390
Bluten aus dem Mund bei K. 1335/ III 201
Gesicht wird bläulich bei K. 490/ II 84
nach K. zurückbleibender Husten 1527/ III 393
Lippen, bläulich bei K. 490/ II 84
Nasenbluten bei K. 1286/ III 152

Kiefer Beben 484/ II 78
Ermüdungsgefühl 486/ II 80
K.-sperre, Kinnbackenkrampf 514/ II 108

Kiefer zusammengebissen 515/ II 109
⇒ dauernde Neigung, die Zähne zusammenzubeißen 1354/ III 220

Kiefergelenk Luxation, habituelle 515/ II 109

Kieferhöhlen Abszeß, eitrige Entzündung 481/ II 75
Katarrh erstreckt sich in die K. 1308/ III 174

Kind, physisch Abmagerung, Marasmus 1941/ I 407
Analprolaps 1753/ III 619
Aphthen 1332/ III 198
Asthma 1467/ III 333
Atemnot 1473/ III 339
Atmung plötzlich unterbrochen 1484/ III 350
Augenentzündung der Kleinkinder 1147/ III 13
Bauch aufgetrieben 1662/ III 528
– hart 1647/ III 513
– vergrößert 1648/ III 514
bohrt in der Nase 1282/ III 148

Diarrhoe 1743/ III 609
– bei Schulmädchen 1745/ III 611
Eklampsie infantum, Krämpfe 1955/ I 421
Enuresis nocturna 1809/ III 675
Exanthem 585/ II 179
Fontanellen, offen 183/ I 183
gedeiht nicht 1941/ I 407
greift an Genitalien bei schmerzhaftem Harndrang 1816/ III 682
Hämorrhoiden 1764/ III 630
Halsentzündung 1410/ III 276
– bei jedem kalten Wetter 1410/ III 276
Harndrang, K. springt auf und ab 1816/ III 682
– vergeblich 1817/ III 683
Hernien 1647/ III 513
Husten, chronisch trocken, krampfhaft 1534/ III 400
– chronisch trocken, bei schmächtigen Knaben 1534/ III 400
– erstickend, K. wird steif 1512/ III 378
– wenn K. bei Schnee im Freien war 1509/ III 375
Kopfschmerzen bei Schulmädchen 263/ I 263
Krupphusten, erstickend, K. wird blau im Gesicht, mit rasselndem Atem 1512/ III 378
Lebervergrößerung 1670/ III 536
Menarche praecox 1903/ III 769
Milchschorf, Crusta lactea 187, 589/ I 187, II 183
Nasenbluten 1286/ III 152
Neigung zu Fallen, fällt leicht 159/ I 159
Obstipation 1750/ III 616
Schlaf, tief 389/ I 389
Schlaflosigkeit 382/ I 382
Schläfrigkeit bei Schülern 388/ I 388
Schniefen, Schnüffeln der Kleinkinder und Neugeborenen 1310/ III 176
Schreien des K. beim Stuhlgang 88/ I 88
– bei schmerzhaftem Harndrang 1816/ III 682
Schwäche beim K. 1978/ I 444
Schwerhörigkeit nach Masern, nach Scharlach 1268/ III 134
Skrofulöse Augenentzündung 1147/ III 13
Steckt Finger in den Mund 1334/ III 200

Vaginaler Fluor bei kleinen Mädchen 1894/ III 760
Wundheit der Haut 578/ II 172
Wurmbefall 1957/ I 423
Zahnkaries, vorzeitig, bei K. 1355/ III 221
Zahnschmerzen bei K. 1367/ III 233
Zahnung, erschwert, verzögert 1355/ III 221
– Erbrechen während der Zahnung 1595/ III 461
– Husten während der Zahnung 1509/ III 375
– Kopfschmerzen bei Zahnung 268/ I 268
– Krämpfe bei Zahnung 1957/ I 423
– Krankheiten während der Zahnung 2063/ I 529
– Reizbarkeit während der Zahnung 81/ I 81

Kind, psychisch, charakterlich

Angst 7/ I 7
ängstlicher Gesichtsausdruck, wenn aus der Wiege genommen 481/ II 75
eigensinnig 26/ I 26
empfindlich 28/ I 28
faul 34/ I 34
frühreif 39/ I 39
Furcht vor Menschen 45/ I 45
Konzentrationsschwäche 65/ I 65
Krämpfe, wenn Fremde sich nähern 1955/ I 421
Krämpfe des Kindes durch Schreck der Mutter 1956/ I 422
langsames Sprechen lernen 77/ I 77
mürrisch am Tage 72/ I 72
– beim Aufwachen 100/ I 100
Näherkommen kann K. nicht ertragen 45/ I 45
religiöse Anwandlung 81/ I 81
Schlagen 87/ I 87
Schreien bei Berührung 88/ I 88
⇒ will nicht angefaßt werden 2/ I 2
schreit erbärmlich, wenn festgehalten 145/ I 145
– die ganze Nacht, artig am Tage 146/ I 146
Schwermut 91/ I 91
– bei Mädchen vor Pubertät 91/ I 91
mag nicht Spielen 96/ I 96
spielt mit den Genitalien 1879/ III 745
macht sich steif, wenn getragen 100/ I 100
stößt und schimpft bei Aufwachen 100/ I 100
ungeduldig bei Spielen 110/ I 110

ungehorsam 110/ I 110
⇒ eigensinnig 26/ I 26
unruhig, „Zappelphilipp“ 84/ I 84
versteckt sich 115/ I 115
weint „wegen jedem Dreck“ 145/ I 145
weint, wenn man freundlich zu ihm spricht 26/ I 26
weint, ist nur ruhig, wenn es getragen wird 145/ I 145

Kindbett → Wochenbett 1957/ I 423
mannstoll im K. 71/ I 71
Psychose 55/ I 55

Kindbettfieber *durch Unterdrückung der Lochien 444/ II 38*

Kinder Abneigung gegen die eigenen K. 64/ I 64
empfindlich gegen Weinen der K. 29/ I 29
läßt die eigenen K. im Stich 29, 64, 114/ I 29, 64, 114
möchte gerne Kinder haben, Kinder zeugen 64/ I 64

Kinderkrankheiten 2039/ I 505
Bronchitis 619/ II 213
Cholera infantum 1740/ III 606
Chorea bei zu schnellem Wachstum 1945/ I 411
Diphtherie 1449/ III 315
Drüsenentzündung nach Scharlach 1983/ I 449
Enzephalitis 183/ I 183
⇒ Cri encéphalique 88/ I 88
Fieber bei Kleinkindern 444/ II 38
Lungenentzündung bei kleinen K. 620/ II 214
Masern 440, 590/ II 34, 184
– Masernhusten 1500/ III 366
– Folgekrankheiten 1960/ I 426
Mumps 487, 521/ II 81, 115
Ohrenkrankheiten bei Kindern 1226/ III 92
Poliomyelitis → Rückenmarkentzündung 720/ II 314
Ruhr bei abgemagerten, klein gebliebenen Kindern 1744/ III 610
Scharlach 440, 520, 595/ II 34, 114, 189
– Folgekrankheiten 1972/ I 438
Windpocken 598/ II 192
Würmer 1756/ III 622

Kindisch	64/ I 64 ⇒ lächerliche Gebärden 49/ I 49
Kinds-bewegungen	1908/ III 774 Gefühl, wie von K. 1649/ III 515
Kinn	Akne 500/ II 94 Geschwüre 496/ II 90 Hautausschlag 498/ II 92 Jucken 486/ II 80 rot 495/ II 89 Warzen 498/ II 92
Kino, Kirche, Konzertsaal	Beklemmung in K., → Angst in einer Menschenmenge 8/ I 8 ⇒ Furcht in einer Menschenansammlung 45/ I 45
Kirche	Bewußtlosigkeit, beim Knien in der K. 19/ I 19 Ohnmacht bei Stehen in der K. während der Menses 1966/ I 432 Schläfrigkeit, nachmittags in der K. 385/ I 385 träumt von Kirchen 395/ I 395
Kissen	bohrt Kopf in das K. 180/ I 180 hebt Kopf krampfhaft vom K. 176/ I 176 Kopf auf K. legen > Kopfschmerzen 256/ I 256 Liegen auf K. > Rückenschmerzen 728, 757/ II 322, 351 reißt am K. mit den Zähnen 77/ I 77
Kitzelhusten	1506, 1513, 1515, 1521/ III 372, 379, 381, 387
Kitzeln	der Brust 615/ II 209 der ml. Genitalien verhindert Koitus 1868/ III 734 im Kopf 198/ I 198
Klagen	klagt nicht 103/ I 103 ⇒ beklagt sich 15/ I 15 ⇒ sich beklagen > Schwermut 90/ I 90
Klammer	→ Band, Reifengefühl 2020/ I 486
Klaustro-phobie	Furcht in geschlossenen Räumen 42/ I 42
Klavier	Furcht, am Klavier 44/ I 44
Klaviersaiten	Klang durch Kopf wie Reißen von K. 330/ I 330

Klavierspielen < 2039/ I 505
Angst bei K. 7/ I 7
Angst in Brust 607/ II 201
Anstrengung < Husten 1495/ III 361
Einschlafen der Hand beim K. 953/ II 547
Folgen von K. 913/ II 507
linke Hand nach außen gezogen 826/ II 420
Husten < bei K. 1495/ III 361
Krampf der Finger 892/ II 486
Lähmung des Handgelenks 909/ II 503
Lähmungsgefühl der Hand 800/ II 394
Müdigkeit durch K. 1962, 925/ I 428, II 519
Schmerz im Arm 976/ II 570
– in der Hand bei K. 989/ II 583
– in den Fingerspitzen 991/ II 585
Schwäche der Arme beim K. 917/ II 511
– der Finger beim K. 918/ II 512
Schwere, Müdigkeit der Arme, < durch K. 925/ II 519
Schweregefühl nach K. 925/ II 519
Steifheit der Hand bei K. 811/ II 405
Taubheit der Finger bei K. 948/ II 542
– der Hand bei K. 953/ II 547
Übelkeit durch K. 1612/ III 478
Überempfindlichkeit der Ohren gegen K. 1270/ III 136
Weinen bei K. 146/ I 146

Kleidung Modalitäten 2039/ I 505
Bauchschmerzen, Gürtel < 1679/ III 545
< Bauchschmerzen 1689/ III 555
Bauch, empfindlich gegen K., Gürtel 1671/ III 537
Brust, empfindlich gegen K. 641/ II 235
< Hodenschmerzen 1913/ III. 779
lösen > 2040/ I 506
Magen, K. stört 1602/ III 468
< schmerzliche Empfindlichkeit des Magens 1638/ III 504
Magenschmerzen durch K. 1626, 1637/ III 492, 503
vernachlässigt K., → gleichgültig gegen sein Äußeres 103/ I 103
warme K. 2061/ I 527

	wollene K. 2040, 556/ I 506, II 150
	zerreißt K. (Zerstörungssucht) 149/ I 149
Klein	Gegenstände erscheinen klein, im Wahn 130/ I 130
Kleine Stellen	Schmerz an kleinen Stellen 2013, 2015/ I 479, 481
Kleiner sein	Gefühl von kleiner sein 1996/ I 462
	Empfindung der Extremitäten wie zu klein 798/ II 392
	Empfindung des Kopfes wie zu klein 198/ I 198
	alles erscheint kleiner 65/ I 65
Kleinigkeiten	Auffahren wegen K. 13/ I 13
	Erregung wegen K. 32/ I 32
	Heftigkeit 60/ I 60
	peinlich in K. 74/ I 74
	Schreien wegen K. 88/ I 88
	Schwermut wegen K. 91/ I 91
	Ungeduld wegen K. 109/ I 109
	Verzweiflung wegen K. 120/ I 120
	Weinen wegen K. 145/ I 145
	Wildheit wegen K. 148/ I 148
Klimakterium	Wechseljahre der Frau 2040/ I 506
	Brustschmerz unter der linken Mamma 661/ II 255
	Diarrhoe 1743/ III 609
	Fußschmerz, brennend 1032/ II 626
	Gemütsleiden 55/ I 55
	Hitzewellen 495, 512, 635/ II 89, 106, 229
	Herzklopfen 631/ II 225
	Klimakterische Beschwerden 1906/ III 772
	Kopfschmerz 252, 254, 309/ I 252, 254, 309
	Schweißausbruch 1950/ I 416
Klopfen	→ Pulsieren 1997/ I 463
Kloßgefühl	Knotengefühl 1996/ I 462
	im Bauch 1652/ III 518
	in der Brust 615/ II 209
	im Hals 1405, 1406, 1413/ III 271, 272, 279
	im Kehlkopf 1446/ III 312
	im Kopf 199/ I 199
	im Magen 1578/ III 444
	im Rektum 1747/ III 613

im Rücken 701/ II 295
in der Suprasternalgrube 1437/ III 303
⇒ Pflockgefühl 1997/ I 463

Klumpfuß → Wölbung der Sohle 1018/ II 612

Knaben
Erektionen 1872/ III 738
Spielen mit Genitalien 1879/ III 745
Enuresis 1810/ III 676

Knacken
des Brustbeins 615/ II 209
der Gelenke 884/ II 478
im Kiefergelenk 515/ II 109
im Meniskus 885/ II 479
im Nacken 701/ II 295
in den Ohren 1259/ III 125
im Rücken 701/ II 295
in der Wirbelsäule 701/ II 295

Knickerig → geizig 55/ I 55

Knie
Schmerz 1006 ff./ II 600 ff.
– beim Aufstehen von einem Sitz 1007/ II 601
– wie eingebunden, ⇒ zusammengeschnürt 797, 816/ II 391, 410

Kniegelenkentzündung
Tuberkulose 829/ II 423
⇒ weiße Kniegeschwulst 938/ II 532
infolge Unterdrückung von Gonorrhoe 817/ II 411

Knien
< 2040/ I 506
bewußtlos beim K. 19/ I 19
kniet und betet 65/ I 65

Kniescheibe Luxation, spontane 886/ II 480

Knoblauch
Abneigung 1552/ III 418
Aufstoßen wie K. 1564/ III 430
Geruchsempfindlich gegen K. 1280/ III 146
Mundgeruch nach K. 1323/ III 189

Knöchelgelenk Luxation spontane II 480

Knochen
1950, 1951, 883/ I 416, 417, II 477
entzündliche Schwellung 883/ II 477
Erweichung 1951/ I 417

	Gefühl eines Bandes um die K. 2020/ I 486
	verkrümmt 886/ II 480
	⇒ Femur und Tibia 883/ II 477
Knochen-bruch	heilt langsam 1951/ I 417
Knorpel	der Rippen 635/ II 229
	schmerzempfindlich 1995/ I 461
	Schwellung 1983/ I 449
Knötchen	unter der Haut 571/ II 165
	an Unterarm und Beinen 833/ II 427
Knoten	Exostosen 883/ II 477
	an den Extremitäten 886/ II 480
	äußerlich an wbl. Genitalien 1887/ III 753
	Gichtknoten 884/ II 478
	Heberden'sche K. der Fingergelenke 884/ II 478
	in der Mamma 639/ II 233
	knotige Verdickung der Fingerenden 886/ II 480
	verhärtete Drüsen unter der Haut 1986/ I 452
Kohl	Kohlrüben < 2048/ I 514
	macht Aufstoßen 1561, 1567/ III 427, 433
	Diarrhoe nach K. 1743/ III 609
Kohlenoxyd	Vergiftung 2040, 1485/ I 506, III 351
Koitus	Modalitäten 2029/ I 495
	Abneigung gegen K. beim Manne 1882/ III 748
	Abneigung gegen K. bei der Frau 1909/ III 775
	Afterschmerz nach K. 1769/ III 635
	Angst vor K. bei der Frau 5, 41/ I 5, 41
	Asthma während K. 1466/ III 332
	Husten nach K. 1497/ III 363
	schmerzhaft beim Mann 1915, 1916/ III 781, 782
	schmerzhaft bei der Frau 1927, 1932/ III 793, 798
	Magenschmerz nach K. 1623/ III 489
	Rückenschmerz bei K. 750, 742, 747/ II 330*), 337*), 342*), II 344, 336, 341
	Rückenschmerz nach K. 726, 754/ II 320, 348
	Schwäche nach K. 1976/ I 442
	Trübsehen nach K. 1208/ III 74

Kokzygodynie	Steißbeinschmerz nachts 749, 751/ II 330*), II 343, 345
Koliken	Schmerzen im Anus 1778/ III 644 im Bauch 1712, 1721/ III 578, 587
Kolitis	→ Schleimhautentzündung 1753/ III 619
Kollaps	orthostatisch 1966/ I 432
Komedonen	Mitesser 506/ II 100
Komisch	→ alles ist fremd 125/ I 125
Kondylome	Feigwarzen 577/ II 171 am Anus 1767/ III 633 an den ml.Genitalien 1884/ III 750 an den wbl.Genitalien 1887/ III 753 im Kehlkopf 1452/ III 318 an der Zunge 1396/ III 262
Kongestion	Blutandrang 1942/ I 408 – zur Brust 635/ II 229 – zu den Extremitäten, Empfindung 796/ II 390 – zu den wbl. Genitalien 1892/ III 758 – zum Gesicht 484/ II 78 – zum Kopf 177/ I 177 – zum Ohr 1225/ III 91 – zum Skrotum, Empfindung 1866/ III 732 Blutwallungen 1943/ I 409 – in der Brust 613/ II 207 – zur Nase, Empfindung 1275/ III 141 Hitzewellen, Hitzewallungen 1949/ I 415 – in den Armen 857/ II 451 – zu den Augen 1142/ III 8 – zum Bauch 1650/ III 516 – zum Gesicht 512/ II 106 – zur Hand 858/ II 452 – hochsteigend von den Hypochondrien 1651/ III 517 – zum Kopf 191/ I 191 – zum Magen 1577/ III 443
Konstitution	asthenische, → Abmagerung 1941/ I 407 lithiämische, → Urinsediment 1862/ III 728 lymphatische, → Drüsenschwellung 1982/ I 448

neurasthenische, → nervös 1979/ I 445
plethorische 1943/ I 409
sykotische 1985/ I 451

Kontraktionen der Muskeln und Sehnen 886/ II 480
⇒ Spannungsgefühl in den Extremitäten 804/ II 398
⇒ Spannungsgefühl der Wade 888/ II 482
⇒ Wadenkrampf 894, 1131/ II 488, 725

Kontraktur Zusammenziehung der Beugesehnen (Dupuytren) 887/ II 481
⇒ Verhärtung der Fingersehnen 913/ II 507

Konvulsionen klonische Zuckungen, Krämpfe 1951/ I 417
nach Unterdrückung von Ausscheidungen 1957/ I 423
durch Unterdrückung von Ausschlägen 1954/ I 420
bei Nichterscheinen von Ausschlägen 1954/ I 420
mit Erbrechen 1591/ III 457
nach Unterdrückung von Exanthemen 1954/ I 420
der Extremitäten 888/ II 482
Unruhe der Extremitäten vor K. 956/ II 550
Gliederschmerzen nach K. 967/ II 561
nach Impfung 1954/ I 420
der rechten Kopfseite 199/ I 199
durch Unterdrückung der Menses 1956/ I 422
bei Nichterscheinen von Pocken 1956/ I 422
Rückenschmerzen mit K. 727/ II 321

Konzentration 65/ I 65
⇒ Verwirrung bei Versuch, sich zu konzentrieren 118/ I 118

Konzentrationsunfähigkeit ⇒ unaufmerksam 108/ I 108
⇒ zerstreut 150/ I 150

Kopf *Blutandrang zum K. bei unterdrückten Ausscheidungen 179/ I 179*
– zum K. durch unterdrückte Menses 179/ I 179
– zum K. durch unterdrückte Lochien 180/ I 180
Entblößen < 181/ I 181
Hitze, aufsteigend zum K. 190/ I 190
– absteigend vom K. zum Magen 1950/ I 416

– im K., Körper und Extremitäten kalt 192/ I 192
Kälte, Abkühlung durch Kaltwerden < 2038/ I 504
Klopfen im K. 199/ I 199
⇒ Pulsieren 206/ I 206
Kopfbedeckung, → warmer K. 228/ I 228
Lymphdrüsenschwellung am K. 184/ I 184
Schwere im K., > durch Urinieren 220/ I 220
schwerhörig nach unterdrückten Ausschlägen am Kopf 1269/ III 135
Spannungen im Rücken bei Kopfdrehen 703/ II 297
Wüstes Gefühl im K. 148/ I 148
⇒ K., wie betrunken 174/ I 174
⇒ Benommenheit 15/ I 15
⇒ Schwindel, wie betrunken 156/ I 156

Köpfe
sieht Köpfe, Gesichter, bei Augenschließen 127, 141/ I 127, 141

Kopfschmerzen
Empfindung 301/ I 301
Modalitäten 235/ I 235
Orte 269/ I 269
bei Abwärtsgehen 252, 312/ I 252, 312
Angst bei Kopfschmerzen 7/ I 7
Anstrengung, körperliche, macht K. 240/ I 240
Augenanstrengung macht K. 242/ I 242
Augenschmerzen bei K. 1172/ III 38
durch Gedankenanstrengung, Modalitäten 250/ I 250
Bewußtlosigkeit bei K. 244/ I 244
Blindheit, vorübergehende, bei K. 244, 1194/ I 244, III 60
– beim Bücken 292, 298/ I 292, 298
Delirium bei K. 23/ I 23
Durst bei K. 1574/ III 440
⇒ Empfindungen, wie wundgeschlagen 2013/ I 479
Erbrechen bei K., Modalitäten 246, 1591, 1599/ I 246, III 457, 465
brennende, drückende, reißende K. nach Erbrechen 308, 313, 338/ I 308, 313, 338
bei Fieber 253/ I 253
kalte Füße bei K. 882/ II 476
Gallenerbrechen bei K. 1597/ III 463
Gebärmutterblutung macht K. 255/ I 255

Gefühlserregungen machen K. 249/ I 249
Geräusch, Lärm macht K. 251/ I 251
bei Unterdrückung von Hautausschlägen 252/ I 252
sich erstreckend vom Hinterkopf den Nacken hinunter 275/ I 275
Hitzewellen im Gesicht bei K. 512/ II 106
Husten bei K., Modalitäten 253/ I 253
Kaltbaden < K. 242/ I 242
Kaltwerden des Kopfes, kaltes Wetter < K. 254, 267/ I 254, 267
Kältegefühl bei K. 197/ I 197
bei Unterdrückung von Katarrh 330/ I 330
an kleiner, umschriebener Stelle 264/ I 264,
im Klimakterium 254/ I 254
Körpersäfte, Verlust macht K. 255/ I 255
Kopfschweiß bei K. 201/ I 201
Kopfwaschen bei K., Modalitäten 255/ I 255
Lichtscheu bei K. 1158/ III 24
bei Unterdrückung der Lochien 180/ I 180
Magen, Magenleere macht K. 1580/ III 446
Magenschmerzen bei K. 1634/ III 500
Menschenansammlung, Gesellschaft macht K. 251/ I 251
bei Unterdrückung der Menses 258/ I 258
Nasenbluten bei K. 1286/ III 152
Ohrengeräusche bei K. 1255, 1259, 1263, 1265/ III 121, 125, 129, 131
Ohrenschmerzen bei K. 1232, 1249/ III 98, 115
Regen > K. 267/ I 267
Reizbarkeit bei K. 80/ I 80
Ruhelosigkeit bei K. 84/ I 84
Sehen aus dem Fenster macht K. 263/ I 263
– von Ringen vor K. 1199/ III 65
– Doppeltsehen bei K. 1210/ III 76
– Flimmern vor und während K. 1202/ III 68
– Mouches volantes bei K. 1198/ III 64
– Trübsehen bei K. 1208/ III 74
Schlaf, Modalitäten bei K. 261 ff./ I 261 ff.
Schläfrigkeit bei K. 387/ I 387
bei Unterdrückung von Schnupfen 262/ I 262
Schwachsichtigkeit bei K. 1206/ III 72
Schweiß während K. 477/ II 71
bei Unterdrückung von Schweiß 263/ I 263

Schwermut bei K. 91/ I 91
Schwindel bei K. 163/ I 163
nach Schwindel 263/ I 263
bei Schwitzen 259/ I 259
bei Unterdrückung von sexuellem Verlangen 263/ I 263
Stockschnupfen mit K. 1318/ III 184
Übelkeit bei K. 1612/ III 478
Ungeduld während K. 110/ I 110
Urinieren, Harnkrise bei K. 265/ I 265
vergeßlich während K. 113/ I 113
verwirrt während K. 266/ I 266
Wärme, Modalitäten bei K. 266 ff./ I 266 ff.
weint bei K. 145/ I 145
Wetter, Modalitäten bei K. 267/ I 267
wie wundgeschlagen bei K. 2013/ I 479
⇒ K. im Hals und Nackenbereich 252/ I 252
⇒ K. vom Nacken zum Hinterkopf 736/ II 330
⇒ K. vom Nacken zum Hals und Hinterkopf 367/ I 367

Kopfschuppen 189, 215, 595/ I 189, 215, II 189

Kopfschweiß 200/ I 200

Kopfverletzungen
Depressionen nach K. 91/ I 91
Folgen von K. 202, 266/ I 202, 266
Schwindel nach K. 164/ I 164
seelische Leiden nach K. 55/ I 55
Stumpfsinn nach K. 107/ I 107
Verwirrung nach K. 118/ I 118

Koprophagie Kotessen Irrer 101/ I 101

Koprostase Kotstauung 1752, 1792/ III 618, 658

Körpergeruch 462/ II 56
macht Übelkeit 1611/ III 477

Körpersäfte
Verlust von K., Folgen 2052/ I 518
Abmagerung als Folge 1941/ I 407
Kopfschmerz als Folge 255/ I 255

Körperübungen
Gymnastik im Freien > Frieren, Kälte, Frost 431/ II 25
⇒ Bewegung körperlich > mentale Symptome 17/ I 17

Körperwärme Mangel an K. 1996/ I 462
bei Körperübungen 1997/ I 463

Koxarthrosis entzündliche Erkrankung der Hüftgelenke 884/ II 478

Kraftgefühl vermehrtes 1996/ I 462

Kraftlosigkeit → Schwäche 1972/ I 438
⇒ der Extremitäten 914/ II 508

Krallen Gefühl von K. in der Brust 615/ II 209
– – – in den Extremitäten 798/ II 392

Krampfadern 1958, 958/ I 424, II 552
am Abdomen 1669/ III 535
an den Schamlippen 1888/ III 754
Jucken der K. an den Beinen 868/ II 462
stechend 1958/ I 424

Krampfartige Bewegungen 1958, 794/ I 424, II 388
⇒ Unruhe 955/ II 549

Krämpfe Konvulsionen 1951/ I 417
durch Unterdrückung von Absonderungen 1957/ I 423
– – – Ausschlägen 1954/ I 420
bei Nichterscheinen von Ausschlägen 1954/ I 420
eklamptische K., ⇒ Schwangerschaft und Wochenbett 1956, 1957/ I 422, 423
Erbrechen bei K. 1591/ III 457
epileptische und epileptiforme K. 1953/ I 419
⇒ Schaum vor Mund bei K. 1334/ III 200
wenn ein Exanthemen unterdrückt wurde 1954/ I 420
Gliederschmerzen nach K. 967/ II 561
nach Impfung 1954/ I 420
der rechten Kopfseite 199/ I 199
durch Unterdrückung der Menses 1956/ I 422
Muskelkkrämpfe der Extremitäten 886/ II 480
bei Nichterscheinen von Pocken 1956/ I 422
Tetanie 1956/ I 422
Tetanische K. nach Verletzungen 1957/ I 423
Unruhe der Extremitäten vor K. 956/ II 550
urämische K. 1957/ I 423
Wadenkrämpfe 894, 904/ II 488, 498

Kränkung	Bauchschmerzen nach Kränkung 1679/ III 545 → Demütigung 25/ I 25
Krebs und krebsartige Leiden	1958/ I 424 krebsartige Geschwüre 1948/ I 414 der Augen 1166/ III 32 des Brustbeins 635/ II 229 des Gaumens1399/ III 265 des Gesichts 497, 523/ II 91, 117 Hautkrebs 567/ II 161 des Kehlkopfs 1452/ III 318 Mammakarzinom 639/ II 233 Magenkrebs 1603/ III 469 Karzinom des Rektums 1756/ III 622 der Tonsillen 1412/ III 278 der Vagina 1912/ III 778 Uteruskarzinom 1911/ III 777 Zungenkarzinom 1396/ III 262
Kreuzschmerzen	bei Menses 743/ II 338*), II 337 *bei Unterdrückung der Menses 744/ II 339*), II 338*
Krupp	Kehlkopfdiphtherie 1449/ III 315
Kruppartiger	Kruppartiger Husten 1512/ III 378
Küchengerüche	Speisengerüche 2047, 1590, 1611, 1615/ I 513, III 456, 477, 481
Kugel	Gefühl einer K., innerlich 1996/ I 462 – im Bauch 1652/ III 518 – in der Harnröhre, Empfindung 1825/ III 691 – als ob eine K. im Kopf hochsteigt 199, 202/ I 199, 202 – im Magen 1578/ III 444 – unter der Mamma 615/ II 209 – im rechten Ovarium 1890/ III 756 ⇒ Kopfschmerzen, wie von K. im Kopf 331/ I 331
Kummer	66, 70, 1941/ I 66, 70, 407
Kupfer	Kupferdämpfe < 2040/ I 506 Mißbrauch von K. macht Kopfschmerzen 256/ I 256
Küssen	küßt jeden 66/ I 66 ⇒ mannstoll 70/ I 70

L

Labilität → Launenhaftigkeit 69/ I 69
⇒ Stimmung, veränderlich 99/ I 99
⇒ Unbeständigkeit 109/ I 109

Lächeln Abneigung gegen lächelnde Gesichter 57/ I 57

Lachen 66, 2040/ I 66, 506
⇒ Kichern 64/ I 64
abwechselnd mit Weinen 144/ I 144
im Schlaf 376/ I 376
unwillkürliches unfreiwilliges L. 68/ I 68

Lage im Schlaf 378/ I 378

Lageanomalie der wbl. Genitalien 1912/ III 778

Lagewechsel Modalitäten 2040/ I 506

Lähmung Modalitäten 1959/ I 425
Anus 1766/ III 632
der Arme durch Unterdrückung von Hautausschlägen 909/ II 503
Augen 1153/ III 19
Ameisenlaufen in dem gelähmten Bein 942/ II 536
– in den gelähmten Extremitäten 941/ II 535
der Beine durch Unterdrückung von Hautausschlägen 910/ II 504
Diphtherische L. 1959, 908/ I 425, II 502
Extremitäten, Lähmung und Lähmigkeit 905/ II 499
– Orte, Lähmung und Lähmigkeit 905 ff./ II 499 ff.
– Arme 909/ II 503
– Armmuskeln 909/ II 503
– Beinmuskeln 910/ II 504
– Hitze im gelähmten Glied 857/ II 451
– hysterische L. 908/ II 502
– Kälte im gelähmten Glied 873/ II 467
– Kontraktion des Armes bei L. 886/ II 480
– Lähmigkeit der Arme beim darauf Liegen 906/ II 500
– Lähmungsgefühl, Empfindungen 798 ff./ II 392 ff.
– Muskellähmung 907 ff./ II 501 ff.
– Schmerzen in den gelähmten Teilen 2015/ I 481

– lähmungsartige Schwäche 905/ II 499
– Schweiß des gelähmten Gliedes 928, 930/ II 522, 524
– Schwellung der Arme nach L. 934/ II 528
– lähmungartiges Schweregefühl 925/ II 519
– lähmungsartige Steifheit 810 ff./ II 404 ff.
– Streckmuskeln gelähmt mit Kontraktion von Muskeln und Sehnen 886/ II 480
– Taubheit (Ameisenlaufen) 941/ II 535
– Verletzungen mit rheumatischer Lahmheit 958/ II 552
Furcht vor L. 44/ I 44
Gaumen 670/ III 1398
lähmungsartige Gliederschmerzen, Orte 973 ff./ II 567 ff.
Gesicht 516/ II 110
gelähmte Glieder, lähmungsartige Gliederschmerzen, 967/ II 561
⇒ gelähmte Teile sind schmerzlos 1960/ I 426
Hals außen 1439/ III 305
– innen 1414/ III 280
Harnblase, Harnverhaltung 1817, 1818/ III 683, 684
Herzlähmung 626/ II 220
Kehlkopf, L. des Kehldeckels 1453/ III 319
– Stimmverlust durch L. 1458/ III 324
Krämpfe, gefolgt von L. 1954/ I 421
Lungenlähmung 637/ II 231
Nieren, Harnsperre 1799/ III 665
Rektum 1749/ III 615
Rückenmuskeln 716/ II 310
lähmungartige Schwäche 1978/ I 444
durch Unterdrückung von Hautausschlägen 1959/ I 425
durch Unterdrückung von Hautausschlägen, Malaria, Schweiß 908/ II 502
Wirbelsäule 716/ II 310
Zungenlähmung 1389/ III 255
Zwerchfellähmung 638/ II 232

Lampenfieber → Erregung bei Erwarten von Ereignissen 32/ I 32
→ Erregung durch Erwartung, Vorfreude 33/ I 33
→ Furcht, daß sich etwas ereignen würde

	(Erwartungsangst) 42/ I 42 → Furcht, Erregung vor der Kirche, Theater, Oper 44, 1740/ I 44, III 606
Lang	Gefühl zu lang, bei Extremitäten 816/ II 408
„Lange Leitung“	schwer von Begriff 105/I 105
Langsamkeit	68/ I 68 ⇒ Indolenz, Faulheit 34/ I 34
Langschläfer	374/ I 374 ⇒ Trägheit bei Erwachen 105, 106/ I 105, 106, ⇒ Schläfrigkeit bei Erwachen 384/ I 384 ⇒ Schlaf, lang ausgedehnt 404/ I 404 ⇒ schwer zu wecken 374/ I 374
Lärm	→ Geräusche 251/ I 251 überempfindlich 27/ I 27
Laryngismus stridulus	1452/ III 318 ⇒ Kehlkopfkrampf 1477/ III 343
Laryngitis	1449/ III 315
Laufen	nicht L. lernen der Kinder 717/ II 311 spät L. lernen 884/ II 478 umherlaufen 69/ I 69 ⇒ schnelles L., Rennen 2040/ I 506
Laune	gute L. → Stimmung, angenehm 99/ I 99 schlechte L. → Launenhaftigkeit 69/ I 69 ⇒ unfreundlich 109/ I 109
Lebendiges	Gefühl im Bauch von Lebendigem 1653/ III 519 – in Brust von L. 615/ II 209 – im Kopf von L. 203/ I 203 – im Magen von L. 1578/ III 444
Lebensmüde	69/ I 69 ⇒ Abscheu vor dem Leben 1/ I 1
Lebenswärme	Mangel an L. 1996/ I 462
Leberflecke	558/ II 152 an den Armen 820/ II 414 am Bauch 1668/ III 534

an der Brust 621/ II 215
im Gesicht 491/ II 85

Leberkrankheiten 1669,1670/ III 535, 536
⇒ Gelbsucht 659/ II 153
Schmerzen der Leber und Gallenblase 1692/ III 558

Lebhaft Munter 72/ I 72
⇒ impulsiv 63/ I 63

Leere Gefühl von L. im Bauch 1653/ III 519
– von L. in der Brust 616/ II 210
– von L. im Kopf 203/ I 203
– von L. im Magen 1578, 1579/ III 444, 445

Leichtigkeitsgefühl in den Extremitäten 801/ II 395
⇒ Gefühl von Schweben 167/ I 167

Leichtsinn 69/ I 69
⇒ unbesonnen 108/ I 108

Leidenschaftlich passioniert, → feurig 36/ I 36

Leistenbeuge Krampf im Oberschenkel 888/ II 482

Leistendrusen Schwellung 1669/ III 535
Entzündung und Eiterung 1667/ III 533

Leistengegend Schmerzen 1693/ III 559

Leistenhoden → Hoden, zurückgezogen 1878/ III 744

Lepra 590/ II 184

Lesen Abneigung 70/ I 70
Angst beim L. 7/ I 7
Benommenheit beim L. 19/ I 19
Einschlafen beim L. 372/ I 372
Erregung 32/ I 32
Gähnen 376/ I 376
Gedanken abwesend beim L. 54/ I 54
Konzentration, mangelhaft 65/ I 65
Müdigkeit beim L. 1962/ I 428
Ohnmacht beim L. 1965/ I 431
Phantasien (Einbildungen) beim L. 74/ I 74
Reizbarkeit beim L. 80/ I 80

- Schläfrigkeit beim L. 387/ I 387
- Schwäche durch L. oder Vorlesen 1978/ I 444
- Schwindel beim und nach dem L. 164/ I 164
- Stumpfsinn (schwer von Begriff) beim L.106/ I 106
- Ungeduld beim L. 110/ I 110
- Verwirrung beim L. 118/ I 118
- wünscht, daß ihm vorgelesen wird 70/ I 70
- weint (zu Tränen geneigt) beim L. 146/I 146

Leutscheu

- ⇒ Agrophobie 8, 45/ I 8, 45
- ⇒ Angst in Gegenwart Fremder 6/ I 6
- ⇒ Furcht vor Fremden 43/ I 43
- ⇒ Gesellschaft abgeneigt 57/ I 57
- ⇒ in einer Menschenansammlung 45/ I 45

Libido

- Geschlechtstrieb 1882, 1909/ III 748, 775
- fehlt 1883/ III 749
- vermindert 1884, 1910/ III 750, 776

Licht

- 2040/ I 506
- Augenschmerzen < durch L. 1172/ III 38
- macht Kopfschmerzen, Modalitäten 256/ I 256
- Krämpfe durch helles Licht 1954/ I 420
- Künstliches L. < 2041/ I 507
- < Krämpfe 1955/ I 421
- Verlangen nach L. 70/ I 70

Lichtscheu

- 1157/ III 23
- ⇒ flieht das Licht 70/ I 70
- ⇒ geblendet 1205/ III 71

Lichtsucht

- 1158/ III 24
- Verlangen nach Licht 70/ I 70

Liebe

- unglückliche 70/ I 70
- ⇒ Demütigung 25/ I 25
- ⇒ Schwäche durch unglückliche L. 1978/ I 444

Liebeskummer

- 70/ I 70
- ⇒ Krämpfe durch L. 1955/ I 421

Liebkosung

- Ablehnung 2/ I 2
- ärgert sich über L. 151/ I 151
- ⇒ gleichgültig gegen Zärtlichkeit 103/ I 103
- Übelkeit durch L. 1613/ III 479

Liederliches Leben 14/ I 14
⇒ Mangel an Moral 71/ I 71
⇒ Exzesse sexuelle, Gemütssymptome 94/ I 94

Liegen Modalitäten 2041/ I 507
Angst, Modalitäten 7/ I 7
Anus, Schmerzen, Modalitäten 1770/ III 636
Atmung behindert, Modalitäten 1477/ III 343
– tief, Modalitäten 1483/ III 349
– unterbrochen, Modalitäten 1484/ III 350
Atemnot, Modalitäten 1473/ III 339
Augenschmerzen 1172, 1185/ III 38, 51
im Bett, Modalitäten 2042/ I 508
Bauchlage > 2042, 1679, 1710/ I 508, III 545, 576
Bauchschmerzen, Modalitäten 1675, 1679, 1703, 1705, 1707/ III 541, 545, 569, 571, 573
– Bauchlage > 1679/ III 545
– Rückenlage, Modalitäten 1679/ III 545
– Seitenlage, Modalitäten 1680/ III 546
Brust, Angst 608/ II 202
Brustbeklemmung, L. < 611/ II 205
Brustkrampf schmerzhaft, L. > 636/ II 230
Brustschmerzen, Modalitäten 653, 673, 674/ II 247, 267, 268
Brust, Schwäche beim L., Modalitäten 642/ II 236
– Wassersucht, Modalitäten 644/ II 238
– Zusammenschnüren, Modalitäten 646/ II 240
Diarrhoe, Modalitäten 1743/ III 609
Frost (Frieren, Kälte) Modalitäten 432/ II 26
Furcht beim L. im Bett 44/ I 44
Genitalien, ml., Erektionen im L. 1872/ III 738
– – Hodenschmerzen, < im L. 1913/ III 779
Genitalien, wbl., Jucken, L. > 1889/ III 755
– – Fluor vaginalis im L. 1894/ III 760
– – Menses im L., Modalitäten 1899/ III 765
– – Menses reichlich, L. < 1900/ III 766
– – Metrorrhagie, L. auf dem Rücken < 1905/ III 771
– – Ovarialschmerzen, Modalitäten 1923, 1924/ III 789 790
– – Uterusschmerzen, Modalitäten 1926/ III 792
– – Uterusschmerzen, Empfindungen 1928 ff./ III 794 ff.

Gesicht, Hitze 512/ II 106
– Schmerzen, Modalitäten 531/ II 125
– Schwellung 520/ II 114
Halsschmerzen, Modalitäten 1425/ III 291
Harnblase, Enuresis 1810/ III 676
Harndrang, Modalitäten 1815/ III 681
Herz, Angst im L. 608/ II 202
– Beklemmung, Modalitäten 611/ II 205
– Endokarditis, Modalitäten 619/ II 213
– Flattern beim L. auf der Seite 614/ II 208
– Perikarditis, L. > 620/ II 214
– Zittern L. < 619/ II 213
Herzgegend, Zucken beim L. auf dem Rücken 637/ II 231
Herzklopfen, Modalitäten 631/ II 225
Herzmuskelkrämpfe, L. auf dem Rücken < 636/ II 204
Herzschmerzen im L., Modalitäten 659/ II 253
– Empfindungen 671 ff./ II 265 ff.
Husten, Modalitäten 1501, 1502/ III 367, 368
– krampthaft, L. < 1527/ III 393
– tiefsitzend, L. > 1531/ III 397
– trocken, Modalitäten 1534/ III 400
– trocken nachts, L. < 1533/ III 399
Kehlkopf, Kitzel im L., Modalitäten 1445, 1515/ III 311, 381
– Diphtherie, L. < 1450/ III 316
– Reizung, abends und beim Einschlafen 1452/ III 318
– Zuschnüren beim L. auf der Seite 1449/ III 315
– Schmerzen, brennend im L. 1461/ III 327
Konvulsionen beim L. auf der Seite 1955/ I 421
Kopf, Schwäche beim L. auf dem Rücken 216/ I 216
– Schwere des Kopfes beim L., Modalitäten 219/ I 219
– Vergrößerungsgefühl des Kopfes im L. 224/ I 224
– Völlegefühl des Kopfes beim L. 226/ I 226
Kopfschmerzen, Modalitäten 256, 257/ I 256, 257
– Orte 270 ff./ I 270 ff.
– Empfindungen 302 ff./ I 302 ff.
Lungen, Lungenentzündung, Modalitäten 620/ II 214

– Hepatisation, Modalitäten 637/ II 231
Magen, Aufstoßen im L. > 1561/ III 427
– Auftreibung, L. auf dem Bauch > 1571/ III 437
– Erbrechen bei L. auf dem Rücken 1591/ III 457
– – von Blut, L. auf dem Rücken < 1596/ III 462
– – von Galle, L. auf dem Rücken < 1597/ III 463
Magenschmerzen, Modalitäten 1626/ III 492
– Empfindungen 1637 ff./ III 503 ff.
Mammae, Schmerzen 661/ II 255
– Schmerzen beim L. auf der Seite 677/ II 271
Nierenschmerzen, Modalitäten 1830, 1831, 1833/ III 696, 697, 699
Nierengegend, Schmerzen, kann nur auf dem Rücken liegen 1830/ III 696
Ohnmacht, Modalitäten 1965/ I 431
Ohren, Jucken 1216/ III 82
– verstopft 1219/ III 85
Ohrenschmerzen 1232, 1236/ III 98, 102
– Empfindungen 1239 ff./ III 105 ff.
Ohrgeräusche, Modalitäten 1255 ff./ III 121 ff.
Rücken, Rückenlage, Modalitäten 728/ II 322
– Schwäche 717, 718/ II 311, 312
– Steifheit 704/ II 298
– Zucken 706/ II 300
Rückenschmerzen, Modalitäten 727/ II 321
– Orte 735, 743/ II 329, 337, 338*)
– Empfindungen 756 ff./ II 350 ff.
Rücken- und Seitenlage, Modalitäten 2043/ I 509
Schlaflagen 378, 379/ I 378, 379
Schlaflosigkeit 382/ I 382
Schmerzhaftigkeit von Teilen, auf denen man gerade gelegen hat 2015/ I 481
Schwäche, Modalitäten 1978/ I 444
Schweiß 477/ II 71
Zahnschmerzen, Modalitäten 639/ III 233

Liegen, Extremitäten

Hitze in der Hand beim L. auf dem Rücken 858/ II 452
Hitze im Fuß beim L. auf dem Rücken 861/ II 455
Kälte im Arm beim L. auf dem Rücken 874/ II 468
Kälte im Knie und Unterschenkel 879/ II 473
Krampf der Finger beim L. auf der Seite 887/ II 481

– in der Kniekehle beim L. auf dem Rücken 888/ II 482
krampfhaftes Rucken der Beine 898/ II 492
– Zucken der Beine 902/ II 496
– – des Fußes 904/ II 498
Lähmigkeit der Arme beim L. darauf 906/ II 500
Schwäche bei L. auf linker Seite 916/ II 510
– der Hand, Modalitäten 918/ II 512
– im Fuß, L. > 923/ II 517
Taubheit, Pelzigsein, Orte 944 ff./ II 538 ff.
Gliederschmerzen 967/ II 561
– Orte 973 ff./ II 567 ff.

Limonade < 2048/ I 514
Verlangen 1618/ III 484
macht Diarrhoe 1743/ III 609
macht Kopfschmerzen 257/ I 257

Lingua geographica Landkartenzunge, ⇒ große Flecken auf der Zunge 1387, 1390/ III 253, 256

Lipom gutartige Fettgeschwulst 707, 835/ II 301, 429
am Hals 707, 1442/ II 301, III 308
an der Nase 1273/ III 139
an der Schulter 835/ II 429

Lippen 517/ II 111
Akne 500/ II 94
aufgesprungene L. 517/ II 111
Entzündung 487/ II 81
Farbe: blau 490/ II 84
– braun 491/ II 85
– gelbe Streifen 492/ II 86
– rot 496/ II 90
– schwarz 496/ II 90
fettig 497/ II 91
Geschwüre 496/ II 90
Jucken, Prickeln, Gefühl von 486/ II 80
Knoten, Verhärtung 497/ II 91
Risse 517/ II 111
schälen sich 517/ II 111
Schmerzen 539/ II 130
Schwellung 521/ II 115

Sordes, schmutzige Beläge 517/ II 111
Taubheit 487/ II 81

Lithotripsie Verletzung der Blasenschleimhaut bei L. 1820/ III 686

Lochien Wochenfluß der Wöchnerin 1908/ III 774
Unterdrückung, Folgen 1908/ III 774
– macht Blutandrang zum Kopf 180/ I 180
– macht Kindbettfieber 444/ II 38

Lockern der Kleidung > 2040, 1578, 1671/ I 506, III 444, 537

Luft frische 2044/ I 510
kalte, Kopfschmerzen, Modalitäten 257/ I 257
– schmerzhaft an Stirn 198/ I 198
– mit Krämpfen 1955/ I 421
Zugluft < 2045, 432/ I 511, II 26

Luftröhre 1443/ III 309
Fremdkörpergefühl 1444/ III 310
Luftröhrenentzündung 1449/ III 315
Pflockgefühl 1447/ III 313

Luftschlösser → hochfliegende Phantasien 74/ I 74

Luft-schnappen Schnappen nach Luft 1481/ III 347
⇒ Verlangen tief zu atmen 1483/ III 349

Luftzug 1987, 2045, 432/ I 463, 511, II 26
Gesichtsschmerzen durch L. 534/ II 128
Kopfempfindlich gegen L. 205/ I 205
Zugluft < Kopfschmerzen 257/ I 257
< Krämpfe 1957/ I 423
Kälte in Lendenregion < durch L. 715/ II 309
Nacken, empfindlich gegen L. 714/ II 308
kann keinen L. am Nacken vertragen 716/ II 310
Rückenschmerzen bei jeder Zugluft 728/ II 322
– durch Zugluft < 735/ II 329
Schnupfen durch Zugluft 1315/ III 181
Schüttelfrost durch Zugluft 413/ II 7

Lügen 70/ I 70
⇒ unwahrhaftig 111/ I 111

Lumbalgie, „Hexenschuß“ 741, 753/ II 335, 347

Lumbago Rückenschmerzen der Lumbalregion 753 ff./ II 347 ff.
Steifheit, schmerzhafte, des Rückens 741/ II 335
Gefühl von Steifheit des Rückens 704/ II 298
bei Unterdrückung der Menses 744/ II 338, 339)*

Lungen 620, 637/ II 214, 231
Lungenentzündung 620/ II 214
Lungenödem 638/ II 232
– mit Atemnot 1474/ III 340
Lungenspitze und Unterlappen 660/ II 254
Lungentuberkulose 638/ II 232
Schweregefühl der linken Lunge mit Atemnot 1474/ III 340
Lungenentzündung bei Unterdrückung der Menses 620/ II 214
Lungentuberkulose bei Unterdrückung der Menses 638/ II 232

Lupus vulgaris Hauttuberkulose 1959, 590/ I 425, II 184
an den Augen 1166/ III 32
im Gesicht 524/ II 118
auf der Haut 590/ II 184
auf dem Kopf 205/ I 205
an der Nase, Lupus excedens 1273/ III 139
am Ohrläppchen 1224/ III 90

Luxationen Verrenkungen, spontane der Kniescheibe, Knöchel, Hüfte 886/ II 480

Lymphangitis Lymphgefäßentzündung 819/ II 413
der Arme → Entzündung der Lymphgefäße der Arme 817/ II 411
⇒ Schwellung der Beine, lymphatisch 937/ II 531

Lymphatismus → Drüsen 1982/ I 448

Lymphknoten geschwollene, am Kopf 184/ I 184

M

Machtsüchtig 70/ I 70
⇒ diktatorisch 25/ I 25

Mädchen Bluterbrechen an Stelle der Menses 1596/ III 462
Fluor vaginalis bei kleinen M. 1894/ III 760
Milch in der Brust während der Pubertät 640/ II 234
Schwermut vor Pubertät 91/ I 91

Magen Atembeklemmung bei Völle 1584/ III 450
Atonie, Untätigkeit 1603/ III 469
Aufstoßen 1558/ III 424
– kann nicht aufstoßen, → unvollständig 1562/ III 428
– Magenschmerzen, Modalitäten 1623/ III 489
Bluterbrechen nach unterdrückten Hämorrhoidalblutungen 1596/ III 462
– nach unterdrückter Menses 1596/ III 462
Erbrechen bei Unterdrückung von Menses 1591/ III 457
– bei Unterdrückung von Urtikaria 1594/ III 460
Gastritits 1586/ III 452
Gastroptose 1576/ III 442
Gichtmetastase 1602/ III 468
Indigestion 1586/ III 452
Magenbeschwerden im Sommer 1603/ III 469
Magenschmerzen nach unterdrücktem Aufstoßen 1562, 1623/ III 428, 489
Magenwände, Verhärtung, Starrheit 1603/ III 469
Pylorus, Erschlaffung 1603/ III 469
– Härtegefühl 1576/ III 442
– Verschluß 1583/ III 449
Schlaffheit des Magens, Untätigkeit 1581/ III 447
Unbehaglichkeit im M. 1583/ III 449
verdorbener M. 1586, 1587/ III 452, 453

Magengrube → Epigastrium (im Leitfaden)

Magenschmerzen durch Anstrengung 1622/ III 488
nach Erregung 1624/ III 490

Magen-Nerven-Leiden, → Erregung und Zorn (im Leitfaden)
nach unterdrücktem Aufstoßen 1562, 1623/ III 428, 489

Magnetismus 2045/ I 511
will magnetisiert werden 70/ I 70

Malaria 444/ II 38
Gesichtsschwellung bei M. 520/ II 114
Gesichtsschmerzen nach unterdrückter M. 533/ II 127
Lähmung nach unterdrückter M. 908/ II 502
Ohrenschmerzen nach unterdrückter M. 1233/ III 99

Maliziös heimtückisch, boshaft 20/ I 20

Mamma *Schmerzen in der M. bei unterdrückten Menses 661/ II 255*
Schmerzen in den Milchgängen der anderen Mamma, wenn das Kind saugt 661/ II 255
Schwellung der M. während der Menses, Modalitäten 641/ II 235

Manische Anfälle mit Gesichtshitze 513/ II 107
Anfälle mit Schreien 88/ I 88

Männer Prostatahypertrophie bei alten M. 1802/ III 668
Scheu vor M. 70/ I 70
Sexualtrieb vermehrt bei alten M. 1883/ III 749

Mannstollheit Nymphomanie 70/ I 70
bei unterdrückten Menses 71/ I 71

Marasmus Kräfteschwund bei Kindern, Pädatrophie 1941/ I 407

Marmoriert Beine 831/ II 425
Haut 559/ II 153
an der Brust 621/ II 215
im Gesicht 492/ II 86
an der Hand 821/ II 415
marmorierter Hof bei Geschwüren 567/ II 161

Masern 1960, 440, 590/ I 426, II 34, 184
Augenentzündung nach M. 1147/ III 13

Diarrhoe bei M. 1743/ III 609
Erbrechen bei M. 1591/ III 457
Husten bei M. 1500, 1535/ III 366, 401
Kopfschmerzen nach M. 258/ I 258
Lungenentzündung nach M. 620/ II 214
Trübsehen nach M. 1208/ III 74
Schwerhörigkeit nach M. 1268/ III 134

Mastdarmprolaps Vorfall des Mastdarms 1751/ III 618

Mastitis Brustdrüsenentzündung 620/ II 214

Mastoiditis fortgeleitete Mittelohrentzündung 1226/ III 92

Masturbation Selbstbefriedigung 2050, 2052/ I 516, 518
Augenschmerzen nach M. 1173/ III 39
Chorea nach M. 1945/ I 411
Gemütskrankheit nach M. 55/ I 55
Kopfschmerzen nach M. 263/ I 263
Krämpfe nach M. 1956/ I 422
Melancholie nach M. 92/ I 92
Neigung zur M., ml. 1883/ III 749
– zur M., wbl. 1909/ III 775
Teilnahmslosigkeit nach M. 103/ I 103
wünscht allein zu sein zur M. 57/ I 57

Mäuse Gefühl, M. laufen die Gliedern hinauf 801/ II 395
– auf Rücken, M. laufen hinauf 701/ II 295
sieht M. im Wahn 132/ I 132

Meditation Verinnerlichung, Sinnen → Nachdenklich 73/ I 73
⇒ Selbstbetrachtung 92/ I 92
⇒ Schwindel beim Nachdenken < 165/ I 165

Medizin wird verweigert 115, 143/ I 115, 143
⇒ Furcht vor zuviel M. 45/ I 45

Mehlspeisen Abneigung 1553/ III 419
Verlangen 1618/ III 484
⇒ verlangt Gebäck 1617/ III 483

Meibom-Drüsen 1149, 1162, 1165/ III 15, 28, 31

Melanom Gattung: Tumor 1959/ I 425

Melonen machen Diarrhoe 1743/ III 609
– Bauchschmerzen 1715/ III 581

Membran falsche, im Mund 1336/ III 202
im Hals 1403/ III 269

Menarche praecox und retardata 1903/ III 769

Meningitis spinalis 720/ II 314
tuberculosa 184/ I 184

Meniskus Gefühl von Heraustreten des M. 885/ II 479

Menopause → Klimakterium 2040/ I 506
Kopfhitze während M. 193/ I 193
Menses, wiederkehrend nach M. 1903/ III 769

Menorrhagie M. reichlich 1899/ III 765

Menschen-ansammlung Furcht in M. 45/ I 45

Menschen-feindlich 71/ I 71
⇒ Haß 59/ I 59

Menschen-menge Angst in M. 8/ I 8
Übelkeit in M. 1613/ III 479

Menschen-scheu → Abneigung gegen Gesellschaft 57/ I 57
⇒ mißtrauisch, argwöhnisch 12/ I 12

Menses Aufhören, plötzliches der M., mit Blut im Urin 1851/ III 717
Frieren vor, während, nach der M. 433/ II 27
Frösteln vor und während der M. 410/ II 4
Frost während Unterbrechung der M. 433/ II 27
intermittierende und vikariierende M. 1903/ III 769
Lebensüberdruß vor der M. 1/ I 1
Magenschmerzen an Stelle der M. 1627/ III 493
Ovarialentzündung durch Unterbrechung der M. 1892/ III 758
Reizbarkeit vor, während, nach der M. 80/ I 80
Sentimental vor der M. 94/ I 94
Schwellung der Mamma 641/ II 235
bei stillenden Frauen 1210/ III 76
will allein sein während der M. 57/ I 57

Menses, Unterdrückung
1902, 1903/ III 768, 769
Atemnot 1474/ III 340
Asthma 1467/ III 333
Bauchschmerzen 1680/ III 546
blutiger Auswurf 1540/ III 406
Blut im Urin 1851/ III 717
Bluterbrechen 1596/ III 462
Blutung aus der Harnröhre 1823/ III 689
Erbrechen 1591/ III 457
Husten 1504, 1535/ III 370, 401
Kopfschmerzen 258/ I 258
Nymphomanie 71/ I 71
Schwermut 92/ I 92

Mesenterium
Drüsenaffektionen 1670/ III 536

Messer
Angst beim Rasieren 8/ I 8
erregt erschreckende Gedanken 51/ I 51
Impuls zu töten, bei Anblick eines Messers 105/ I 105
Neigung zum Selbstmord mit M. 93/ I 93
Trieb, mit Messer zu stechen 107/ I 107

Metastasen
Ableger krankhaften Gewebes I 427
M. von Bauchschmerzen zu anderen Körperteilen 1683/ III 549
von Gicht zum Bauch 1671/ III 537
von Gicht zum Magen 1602/ III 468
von Parotitis zum Hoden 487, 1878/ II 81, III 744
von Parotitis zur Mamma 487/ II 81

Metrorrhagie
Gebärmutterblutung 1904/ III 770
Kopfschmerzen nach profuser M. 225/ I 255
Nymphomanie während M. 71/ I 71
Ruhelosigkeit bei M. 85/ I 85
durch Placenta retenta 1905/ III 771
durch Subinvolution des Uterus 1905/ III 771
vor und nach den Wehen 1906/ III 772

Migräne
Kopfschmerzen halbseitig 284, 285/ I 284, 285
mit Übelkeit 1612/ III 478
– Erbrechen 1591/ III 457
– Flimmerskotom 285, 1201, 1202/ I 285, III 67, 68
– Schwindel 163/I 163

– Sehstörung 1194, 1199/ III 60, 65
– Trübsehen 1208, 1210/ III 74, 76

Milch 2048/ I 514
Abneigung 1552/ III 418
Aufstoßen 1561, 1564, 1567, 1570/ III 427, 430, 433, 436
Auftreibung des Magens 1571/ III 437
Bauchschmerzen 1680, 1715, 1721/ III 546, 581, 593
Diarrhoe 1743/ III 609
Erbrechen 1591/ III 457
< Hämorrhoiden 1764/ III 630
< Husten 1505/ III 371
verdorbener Magen 1587/ III 453
> Spannung im Magen 1178/ III 44
Magenschmerzen 1627/ III 493
warme M. > Magenschmerzen 1628/ III 494
Sodbrennen 1606/ III 472
Übelkeit 1613/ III 479
Verlangen 1618/ III 484

Milchmangel bei Stillen, Agalaktie 640/ II 234

Milchschorf bei Kinder, → Krusten und Schorfe 187, 589/ I 187, II 183

Milz 1671/ III 537
Milzkrankheit mit Husten 1504/ III 370
Milzschmerzen 1695, 1696, 1704 ff./ III 561, 562, 570 ff.

Minderwertigkeitskomplex → unzufrieden mit sich selbst 112/ I 112
⇒ Mangel an Selbstvertrauen 94/ I 94
fühlt sich unglücklich, bedauernswert 110/ I 110
⇒ Selbstvorwürfe 101/ I 101
⇒ zaghaft 149/ I 149

Miserere Fäkales Erbrechen 1596/ III 462

Mißbrauch von Abführmitteln macht Diarrhoe 1738/ III 604
Aconit macht Lungenentzündung 620/ II 214
Alkohol macht Albuminurie 1852/ III 718
– – Frieren 429/ II 23
Arzneimitteln macht Kopfschmerzen 241/ I 241

– – Obstipation 1770/ III 616
– – Überempfindlichkeit 1971/ I 437
– – verdorbenen Magen 1586/ III 452
Aloe macht Diarrhoe 1739/ III 605
Belladonna macht Exanthem 585/ II 179
Eisenpräparaten 2030/ I 496
– macht Kopfschmerzen 246/ I 246
– Metrorrhagie 1904/ III 770
Kamille macht Diarrhoe 1743/ III 609
Kupfer macht Kopfschmerzen 256/ I 256
metallischen Substanzen macht Kopfschmerzen 258/ I 258
Narkotika macht Kopfschmerzen 259/ I 259
Opiaten macht Kopfschmerzen 259/ I 259
Salpetersäure macht Schwerhörigkeit 1268/ III 134
Schwefel, Folgen 2054/ I 520
– macht Ohreiterung 1213/ III 79
Silicea 2056/ I 522
Silbernitrat macht Schnupfen 1307/ III 173

Mißbrauch von Chinin
Folgen 2029/ I 495
Aszites 1672/ III 538
Diarrhoe 1740/ III 606
Fieber 444, 448/ II 38, 42
Leberschwellung 1670/ III 536
Schwellung der Beine 937/ II 531
Schwerhörigkeit 1268/ III 134
Zahnschmerzen 1364/ III 230

Mißbrauch von Quecksilber
Asthma 1467/ III 333
Augenentzündung 1147/ III 13
Diarrhoe 1744/ III 610
Geschwüre im Gaumen 1398/ III 264
Gesichtsschmerzen 532/ II 126
Gesichtsschwellung 520/ II 114
Hämorrhoiden 1764/ III 630
Halsentzündung 1410/ III 276
Halsgeschwüre 1412/ III 278
Hautausschläge 590/ II 184
Hautgeschwüre 567/ II 161
Herpes 588/ II 182
Kopfschmerzen 260/ I 260
Meningitis spinalis 720/ II 314

	Mundgeschwüre 1333/ III 199 Ohreneiterung 1213/ III 79 Ohrenschmerzen 1232/ III 98 Schnupfen 1307/ III 173 Schwerhörigkeit 1268/ III 134 Schwermut 92/ I 92 Speichelfluß 1341/ III 207 Taubheit der Arme 941/ II 535 Warzen 576/ II 170 Zahnfleischveränderung 1347/ III 213 Zahnschmerzen 1368/ III 234 Zungenschwellung 1394/ III 260 Zucken im Gesicht 525/ II 119
Mißmutig	→ abweisende Stimmung 1/ I 1 mißvergnügt, → verdrießlich 112/ I 112 ⇒ Widerwille gegen alles 147/ I 147
Mißtrauisch	→ argwöhnisch 12/ I 12
Mitesser	Komedonen 506/ II 100
Mitgefühl	71/ I 71 ⇒ herzlich 61/ I 61 ⇒ weint aus Sympathie mit anderen 146/ I 146
Mitleidlos	gefühllos 53/ I 53 ⇒ indifferent gegen Leiden 103/ I 103
Mittagessen	Aufstoßen nach M. 1561/ III 427 Bauchschmerzen nach M. 1681/ III 547 Kopfschmerzen nach M. 258/ I 258 Magenschmerzen nach M. 1627/ III 493 Schläfrigkeit nach M. 387/ I 387
Mittagsschlaf	unüberwindlich 388/ I 388 nach M. < 2053/ I 519 < Kopfschmerzen 262/ I 262
Mittelohr-eiterung	1225/ III 91 Mittelohrentzündung 1142/ III 8 ⇒ Ohrkrankheiten bei Kindern 1226/ III 92
Möchte gerne	Kinder haben, Kinder zeugen 64/ I 64
Mond	Menses bei Neumond 1899/ III 765 Mondlicht > Augensymptome 1158/ III 24

Mondschein < 71, 2046/ I 71, 512
Sentimentalität 94/ I 94
Mondsucht, → Schlafwandeln 86/ I 86

Moral
⇒ Mangel an sittlichem Empfinden 71/ I 71
gottlos, Mangel an religiösem Gefühl 58, 81/ I 58, 81
gleichgültig bei Gewissensfragen 103/ I 103

Mord
plötzlicher Impuls zu morden 105/ I 105
⇒ Furcht, ermordet zu werden 42/ I 42

Mouches volantes
„fliegende Mücken“ im Gesichtsfeld 1198/ III 64

Müdigkeit
1961/ I 427
Gedankenmüdigkeit, Gehirnmüdigkeit 73/ I 73
⇒ M., trotzdem schlaflos 383/ I 383

Muffige Luft
muffige Räume, → Kellerluft 2039/ I 505
⇒ Husten durch Kellerluft 1504/ III 370

Multiple Sklerose
→ Lähmung 905/ II 499
⇒ Rückenmarksleiden 720/ II 314

Mumps
Parotitis 484, 487, 521/ II 78, 81, 115
Hodenschwellung durch M. 1878/ III 744

Mund
Ekzem um den M. 502/ II 96
Foetor ex ore 1323/ III 189
krampfhaftes Zusammenziehen des Mundes 1335/ III 201
Schaum vor dem M. 1340/ III 200
Speichelfluß aus dem M. 1304/ III 206
Stomatitis 1322, 1335/ III 188, 201

Mundfäule
Stomakaze 1333/ III 199

Mundschleimhaut
Aphthen der M. 1331/ III 197
⇒ Aphthen im Hals 1416/ III 282
M. blaß 1336/ III 202
Ekchymosen der M. 1335/ III 201

Mundwinkel
Geschwüre 497/ II 91
Hautausschläge 499, 501, 504, 505, 507, 508/ II 93, 95, 98, 99, 101, 102
Risse im M. 517/ II 111

Murmeln
im Delirium 23/ I 23
im Schlaf 72/ I 72
⇒ Sprechen im Schlaf 98/ I 98

Mürrisch
Mißmutig 72/ I 72
⇒ unzufrieden 111/ I 111

Musik
bessert 28, 92/ I 28, 92
Angst durch M. 8/ I 8
Empfindlichkeit gegen M. 29, 1270/ I 29, III 136
Erregung durch M. 32/ I 32
Extremitäten, Unruhe 956/ II 550
Furcht durch M. 45/ I 45
im Ohr scheint M. zu klingen 1261/ III 127
Ohrenschmerzen durch M. 1232/ III 98
Ohnmacht beim Hören von M. 1965/ I 431
reizbar während M. 80/ I 80
ruhelos durch M. 85/ I 85
Schwermut durch M. 92/ I 92
Wahn, M. zu hören 133/ I 133
weint (zu Tränen geneigt) bei M. 146/ I 146
< Asthma 1467/ III 333

Musizieren
Fingerkrampf beim M. 892/ II 486
Folgen des M. an Extremitäten 913/ II 507
⇒ Klavierspielen < 2039/ I 505
⇒ Müdigkeit der Arme 925/ II 519

Muskelkater
⇒ Extremitäten, Wehtun 475/ II 69
⇒ Extremitäten wie wundgeschlagen 1104/ II 698

Muskelkrämpfe
der Hand 891/ II 485
⇒ Finger, krampfhafte Haltung 827/ II 421
Schreibkrampf 892/ II 486

Muskeln
Erschlaffung 1947/ I 413
gehorchen nicht 148/ I 148
Muskelansätze 971/ II 565
Muskelkater 968/ II 562
Muskelkrämpfe 890/ II 484
– im Rücken 715/ II 309
Muskellähmung der Extremitäten (Hemiplegie) 908/ II 502
⇒ Erschlaffung der Extremitäten 924/ II 518

Muskellähmung nach Unterdrückung von Ausschlägen 908/ II 502
– – – von Malaria 908/ II 502
– – – von Schweiß 908/ II 502
Muskelverhärtung 1986, 913/ I 452, II 507

Mutig 72/ I 72
⇒ leidenschaftlich, feurig 36/ I 36
⇒ verwegen 115/ I 115

Muttermale 571/ II 165

Muttermilch Abstillen 1739/ III 605
Diarrhoe nach M. 1746/ III 612
Kind, hat Abneigung gegen M. 1552/ III 418
– erbricht M. 1592/ III 458
– verweigert M. 640/ II 234
Konvulsionen infolge Unterdrückung von M. 1957/ I 423
< durch Unterdrückung der M. 640/ II 234

Muttermundkrampf während der Wehen 1897/ III 763

Mutwillig 73/ I 73
⇒ leichtsinnig 69/ I 69

Mykose → Hautausschläge, Fuß, Sohle, Zehen, sich ausbreitend 856, 857/ II 450, 451

Myodegeneratio cordis Herzmuskelentartung 626/ II 220
mit Asthma 1466/ III 332

Myom 1911/ III 777
Myomblutung 1905/ III 771

Myxödem → Haut, Schwellung, ödematös 573/ II 167

N

Nabelbruch 1672/ III 538

Nachdenklich 96/ I 96
⇒ versunken in Gedanken 53, 96/ I 53, 96

Nachgeburt Plazenta 1905, 1909/ III 771, 775

Nachrichten schlechte N. 87/ I 87
unangenehme N. machen wild 148/ I 148
Magen, empfindlich bei schlechten N. 1603/ III 469

Nach-schleppen der Beine beim Gehen 911, 913/ II 505, 507

Nachtblindheit 1193/ III 59

Nachträufeln des Urins → Entleerung tropfenweise, nach Urinieren 1808/ III 674
⇒ Entleerung unvollständig 1808/ III 674

Nacht-schwärmen Folgen (Mangel an Nachtschlaf) 2046/ I 512

Nachtschweiß 472/ II 66

Nachtwandeln Schlafwandeln 86/ I 86

Nachwehen 1933/ III 799
Rückenschmerzen in Sakralregion bei N. 748/ II 342, 343*)
bei Stillen 1933/ III 799
Ohnmacht nach jeder Nachwehe 1965/ I 431

Nacken Nackendrüsen 705/ II 301
Knacken 701/ II 295
Kopfschmerzen (ausstrahlend) 252, 275, 367/ I 252, 275, 367
Schmerzen, → Schmerzen in der Zervikalregion 733/ II 327
Schweiß 719/ II 313
Steife 705/ II 299
⇒ Tortikollis 1439/ III 305

Nackt möchte nackt sein 73/ I 73
liegt nackt im Bett und schwatzt 97/ I 97

streift nackt umher 143/ I 143
⇒ entblößt sich schamlos 86/ I 86
⇒ indifferent gegen Entblößen des Körpers 103/ I 103

Nadeln
Schmerzen wie von kalten N. 2010/ I 476
– wie von heißen N. 2011/ I 477
sitzt und zerbricht N. 96/ I 96

Naevus pigmentosus
Muttermale 571/ II 165
⇒ Flecke 494, 504/ II 88, 98

Nägel
913/ II 507
eingewachsener Zehennagel 914/ II 508
Niednägel, Panaritium durch N. 819, 914/ II 413, 508
Schmerzen der N. 973/ II 567
Verletzungen der N. 958/ II 552

Nahrungsmittel und Getränke
2046/ I 512
Abneigung gegen N. 1551/ III 417
Husten durch N. und G. 1504, 1505/ III 370, 371
Verlangen nach N. 1616/ III 482

Narbenkeloide
→ Narben, hart 571/ II 165

Nares
Nasenlöcher, rissig 1273/ III 139

Narkose
Chloroformnarkose, Erbrechen nach N. 1589/ III 455

Narkotika
< 2050/ I 516

Närrisches Benehmen
albernes B. 2, 96/ I 2, 96
⇒ kindisches B. 64/ I 64

Nase
Akne 501/ II 95
Ekzem 502/ II 96
Erysipel 503/ II 97
trocken 518, 1316/ II 112, III 182
trocken abwechselnd mit Absonderungen 1317/ III 183
Trockenheit der Nase nach unterdrücktem Fußschweiß 1317/ III 183

Nase tropft
bei alten Leuten 1313/ III 179

ohne Schnupfen 1306/ III 172
plötzlich 1304/ III 170
bei Verstopfungsgefühl der N. 1319/ III 185

Nasenbluten 1283/ III 149
bei Aufhören der Hämorrhoidalblutung 1285/ III 151
bei Plethorikern 1286/ III 152
Blutandrang zum Kopf mit N. 179/ I 179
Kopfschmerzen bei N., Modalitäten 259, 1286/ I 259, III 152
N. > Kopfhitze 192/ I 192
Unterdrückung der Menses mit N. 1286/ III 152
vikariierendes N. 1287/ III 153

Nasenbohren 1282/ III 148

Nasenflügelatmen 1282/ III 148

Nasenrücken gelber Sattel 492, 493/ II 86, 87

Nasenschnäuzen Modalitäten 2050/ I 516
dauernde Neigung zum N. 1283/ III 149
> Augenschmerzen 1173/ III 39
macht Halsschmerzen 1425/ III 291
< Kopfschmerzen 259, 349, 352/ I 259, 349, 352
macht Nasenbluten 1286/ III 152
macht Ohrenschmerzen 1232/ III 98

Nasenspitze, kalte 1282/ III 148

Naß, Nässe 2050, 431/ I 516, II 25

Nässen der Haut 572/ II 166

Naßwerden der Füße < 2050, 913/ I 516, II 507
der Füße macht Entzündung der Zehen 818/ II 412
des Kopfes < 2050/ I 516
< Husten 1505/ III 371
mit Kopfschmerzen 259/ I 259
⇒ Regen 431/ II 25

Nervenentzündung 1947/ I 413
nach Verletzungen 1987/ I 453

Nervenverletzungen
1987/ I 453
Verletzung der Rückenmarknerven 712/ II 315
⇒ Ischias nach Verletzung 998/ II 592

Nervös
Neurasthenie, Nervenschwäche 1979/ I 445
⇒ Nervosität 81/ I 81
⇒ mentale, gehirnliche Erschöpfung 73/ I 73

Nervöse
Kopfschmerzen 259/ I 259
nervöse, neuralgische Zahnschmerzen 1376/ III 242
⇒ nervöse Patienten mit Zahnschmerzen 1368/ III 234
⇒ lästig, geht auf die Nerven 68/ I 68

Nervösmachend, etwas Lästiges
das einem auf die Nerven geht 68/ I 68

Netzhaut
1159/ III 25
Netzhautablösung 1159/ III 25
Netzhautentzündung 1149/ III 15

Neuralgische Schmerzen
der Extremitäten 968/ II 562
Neuralgie der Arme 976/ II 570
– des Oberarms 982/ II 576
– des Unterarms 985/ II 579
– der Beine 995/ II 589
– des Oberschenkels 1004/ II 598
– des Unterschenkels 1011/ II 605
– des Nervus cruralis 1006/ II 600
– des Knies 1008/ II 602
– der großen Zehe 1020/ II 614
Ischias 996/ II 590

Neurinom
Nervenfasergeschwulst 1986/ I 452

Nickbewegung
des Kopfes 176/ I 176

Nieren
Nierenentzündung 1800/ III 666
Nierenschmerzen 1829/ III 695
Nierensteine 1862/ III 728
Operationsfolgen 1819/ III 685

Nierengegend
Schmerzen in der N. 1830, 1833/ III 696, 699

Niesen Rückenschmerzen bei N. 728, 772/ II 322, 366

Noli me tangere auf der Nase 524/ II 118

Noma Wangenbrand 1959/ I 425

Nüchternheitsschmerz Gefühl von N., Essen > 1578/ III 444
⇒ Magenschmerzen nach Essen 1624/ III 490

Nymphomanie Exzessiver Sextrieb bei Mädchen 70/ I 70
im Kindbett und Schwangerschaft 71/ I 71
vor und während der Menses 71/ I 71

Nystagmus Augenzittern, → Augen, Bewegungen und Krämpfe 1139/ III 5
⇒ Zittern und Zucken der Augen 1166/ III 32

O

O-Beine, X-Beine → Knochen, verkrümmt 886/ I 480

Obst 2049/ I 515
Abneigung 1552/ III 418
macht Aufstoßen, sauer 1567/ III 433
– Bauchschmerzen 1681, 1715/ III 547, 581
– Blähungen 1664/ III 530
– Diarrhoe 1744/ III 610
– Gären im Bauch 1666/ III 532
– Kälte im Magen 1578/ III 444
– Magenschmerz 1627/ III 493
– verdorbenen Magen 1587/ III 453
– Übelkeit 1613/ III 479
Verlangen 1618/ III 484
macht Zahnschmerzen 1368/ III 234

Obstipation Stuhlverstopfung, Modalitäten 2060/ I 526
macht Kopfschmerzen 266/ I 266
– Rückenschmerzen, lumbal 780/ II 374
– Schwere der Beine 927/ II 521
Stuhldrang, anhaltend bei O. 1750, 1754/ III 616, 620
– vergeblich 1752/ III 618
durch Unterdrückung der Menses 1751/ III 617

Ödem Schwellung durch wäßrige Ansammlung 1982/ I 448
⇒ Wassersucht 1987/ I 453
Beine 937/ II 531
Füße 940/ II 534
Gelenke 933/ II 527
wbl. Genitalien 1888/ III 754
Gesicht 520/ II 114
Glottis 1454/ III 320
Hand 935/ II 529
Hals innen 1419/ III 285
Haut 573/ II 167
Lunge 639/ II 232
Penis 1879/ III 745

Samenstränge 1880/ III 746
Skrotum 1882/ III 748
Uterus 1910/ III 776
Unterschenkel 939/ II 533

Ofenwärme Modalitäten 2061, 434/ I 527, II 28
macht Kopfschmerzen 267/ I 267

Offen hat Mund offen im Schlaf 1334/ III 200

Offenstehen Gefühl des O. des Anus 1760, 1766/ III 626, 632
– als sei der Kopf geöffnet 205/ I 205
– als ob der Magen offen wäre 1580/ III 446
– als stünde der Uterus offen 1890/ III 756

Öffnen muß Tür und Tor öffnen bei Atemnot 1474/ III 340
der Lider 1153/ III 19

Ohnmacht 1962/ I 428
hysterische O. 62, 1964/ I 62, 430
Kopfschmerzen nach O. 259/ I 259
Magenschmerzen mit O. 1627/ III 493
Schmerz und Schreck mit O. 1965/ I 431
in einem mit Leuten überfüllten Zimmer 1966/ I 432

Ohr Gefühl wie verstopft 1218/ III 84
– wie taub 1270/ III 136

Ohrenabsonderung *Unterdrückung der O. 1214/ III 80*
nach unterdrückten Hautausschlägen 1214/ III 80

Ohrengeräusche 1253/ III 119
infolge Unterdrückung der Menses 1255/ III 121

Ohrenkrankheiten als Folge von akuten Exanthemen 1213/ III 79
nach Scharlach 1214/ III 80

Ohrensausen *infolge Unterdrückung der Menses 1263/ III 129*

Ohrenschmerzen *infolge Unterdrückung von Grippe 1233/ III 99*

Ohrgangekzem Ohrgangfurunkel 1223/ III 89

Ohrknochen Karies 1226/ III 92

Ohrschmalz 1214, 1227/ III 80, 93

Olekranon	Ellbogenkopf, Schmerzen 985/ II 579
Onyx	Abszeß der Kornea 1148/ III 14
Operation	Übelkeit nach O. im Bauchraum 1613/ III 479 brennender Augenschmerz nach O. 1179/ III 45 Operationsfolgen nach Nierensteinoperation 1819/ III 685
Opisthotonus	tonische Krämpfe der Rückenmuskulatur 715/ II 309
Opposition	widerspenstig, Widersetzlichkeit 147/ I 147 ⇒ Neigung zum Widersprechen 147/ I 147 weint bei Widerspruch 147/ I 147 weint bei der geringsten O. 146/ I 146
Oppression	Beklemmung, der Brust 609/ II 203
Optimismus	→ hochsinnig, kühn 61/ I 61
Orchitis	Hodenentzündung 1869/ III 735
Orgasmus	Wollusthöhepunkt, femininus spontaneus und retardatus 1909/ III 775 – masculinus praecox und retardatus 1880/ III 746
Ösophago-spasmus	Speiseröhrenkrampf 1412/ III 278
Osteitis	Knochenentzündung 1947, 817/ I 413, II 411 Knochenkaries, chronische 883/ II 477
Osteoporose	Mangel an Kalksubstanz 1950/ I 416
Oszillieren	Zittern der Zunge 1396/ III 262
Otitis media	Mittelohrentzündung 1221, 1225/ III 87, 91
Ovarien	Eierstöcke 1906/ III 772 Entzündung 1891, 1892/ III 757, 758 *Ovaritis infolge Unterdrückung von Gonorrhoe 1892/ III 758* *Kongestion der O. infolge Unterdrückung der Menses 1892/ III 758* *Wundheitsschmerz infolge Unterdrückung der Menses 1931/ III 797*
Oxyuren	Eingeweidewürmer 1756/ III 622 Jucken des Anus durch O. 1759/ III 625

Ozäna Stinknase 1310/ III 176
infolge Unterdrückung von Skabies 1310/ III 176

P

Packen Gefühl wie an der Brust gepackt 647/ II 241
⇒ Panzer um die Brust 646/ II 240

Pädatrophie → Marasmus der Kinder 1941/ I 407

Panaritium Nagelgeschwür, „Umlauf“ 818/ II 412
ossale 819/ II 413
durch Splitter 819/ II 413

Pankreas Krankheiten des P. 1672/ III 538

Pannus der Hornhaut 1152/ III 18
stechender Schmerz. bei P. 1187/ III 53

Paralyse Lähmung 1959/ I 425
– der Extremitäten 905/ II 499

Paralysis agitans Morbus Parkinson 1960/ I 426
⇒ Schütteln 964/ II 558

Paranoia Wahnsinn 142/ I 142
⇒ Verrücktheit 54, 55/ I 54, 55

Paraphimose und Phimose 1865/ III 731

Parkinson Schüttellähmung 1960/ I 426

Parodontose → Skorbut 1350/ III 216
⇒ Zahnfleisch, blutet 1345/ III 211

Paronychie Umlauf 819/ II 413
⇒ Niednägel, entzündet 914/ II 508

Parotis 536/ II 130
Parotitis 484, 487, 521/ II 78, 81, 115

Pedanterie Kleinkrämerei 74/ I 74
⇒ ruht nicht, bis alles an seinem Platz ist 85/ I 85

Pelzigsein der Extremitäten 943/ II 537

Pemphigus Blasenausschlag 591/ II 185

Pergament Hautverhärtung wie P. 575/ II 169
Gefühl, als ob die Nase P. wäre 1277/ III 143

Perikarditis 620/ II 214
exsudative P. 644/ II 238

Perineum ⇒ Anus 1758 ff./ III 624 ff.
Schmerzen des P. 1773/ III 639

Periodisch 2024/ I 490
Afterschmerzen 1770/ III 636
Angst 8/ I 8
Asthma 1467/ III 333
Augenschmerzen 1173/ III 39
Bauchschmerzen 1681/ III 547
Bewußtlosigkeit 20/ I 20
Delirium 23/ I 23
Diarrhoe 1744/ III 610
Erysipel 503/ II 97
Fieber 453/ II 47
Frost 427/ II 21
Gedankenabwesenheit 54/ I 54
Gesichtsschmerzen 532/ II 126
Herzklopfen 631/ II 225
Hustenanfälle 1493/ III 359
Krämpfe 1956/ I 422
Kopfschmerzen 260/ I 260
Magenschmerzen 1627/ III 493
Nasenbluten 1286/ III 152
Obstipation 1751/ III 617
Ohnmacht 1965/ I 431
Ohrenschmerzen 1232/ III 98
Rückenschmerzen 728/ II 322
Ruhelosigkeit 85/ I 85
Schnupfen 1315/ III 181
Schwäche 1979/ I 445
Schweiß 464/ II 58
Schwermut 92/ I 92
Schwindel 166/ I 166
Uterusschmerzen 1927/ III 793
Vergeßlichkeit 113/ I 113
Verwirrung 118/ I 118
Verzweiflung 120/ I 120
Zahnschmerzen 1368/ III 234

Periost Karies 1950/ I 416
Empfindlichkeit 1950/ I 461
Entzündung 1947, 818, 819/ I 413, II 412, 413

Periostitis im Gesicht 487/ II 81
Schmerzen 2015, 2006, 2008, 1046/ I 481, 472, 474, II 640
Schwellung 1983/ I 449

Peritonitis 1672/ III 538

Perkutieren < 693/ II 287

Perlschnur perlschnurartige Drüsenschwellung 1983/ I 449
– Drüsenverhärtung 1986/ I 452
– Drüsenverhärtung am Hals 1437/ III 303

Pernionen Frostbeulen 829/ II 423

Persönlichkeitskrise Identitätskrise 76, 124, 130, 147/ I 76, 124, 130, 147

Pessimist Schwarzseher, nimmt alles von der schlechten Seite 80/ I 80
⇒ alles erscheint reizlos 81/ I 81
⇒ Angst vor der Zukunft 10/ I 10
⇒ Entmutigung 30/ I 30
⇒ Furcht, etwas werde sich ereignen 42/ I 42
⇒ unwürdig 111/ I 111
⇒ Verzweiflung 119/ I 119

Petechien punktförmige Hautblutungen 591/ II 185
auf der Brust 624/ II 218
Fieber mit P. 439/ II 33

Pfannkuchen < 2049/ I 515

Pfeffer < 2049/ I 515
Husten durch P. 1505/ III 371
Verlangen nach P. 1619/ III 485

Pfeifen 74/ I 74
Atmung pfeifend 1478/ III 344
Husten pfeifend 1525/ III 391
im Schlaf 1479/ III 345
kann nur bei P. Urin lassen 1811/ III 677

Pflockgefühl 1997/ I 463
im Anus 1760/ III 626
im Bauch 1653/ III 519
im Hals 1405/ III 271
im Kehlkopf und Trachea 1447/ III 313

Pfortaderstauung 1751/ III 617

Pfröpfe der Tonsillen 1415, 1419/ III 281, 285

Phagedänischer Ausschlag 591/ II 185
phagedänische Bläschen 581/ II 175
– Geschwüre 567/ II 161
⇒ sich ausbreitende Ausschläge 580/ II 174
⇒ sich ausbreitende Geschwüre 563/ II 157

Phantasien 74/ I 74
⇒ Phantasiegebilde 134/ I 134
Phantome 122/ I 122

Phantomschmerz 958, 975/ II 552, 569

Phimose und Paraphimose 1865/ III 731

Phlegmasia alba dolens 958/ II 552

Phlegmatische Veranlagung → Trägheit, mental 105/ I 105

Phlegmone phlegmonöse Sehnenentzündung 817/ II 411
Panaritium mit Sehnenbeteiligung 819, 828/ II 413, 422

Phthisis plummonalis 638/ II 232

Pläneschmieden 75/ I 75

Plaques muqueuses syphilitische Affektionen 1336, 1416/ III 202, 282

Plätschern im Bauch 1667/ III 533
im Kopf 222/ I 222
im Magen 1602/ III 468

Plattfuß → Schwäche der Sohle 923, 924/ II 517, 518

Platzangst Agoraphobie, Angst auf öffentlichen Plätzen 45/ I 45

Plazenta bleibt zurück 1909/ III 775
Blutung infolge zurückgebliebener P. 1905/ III 771

Plethora 1943/ I 409
⇒ Nasenbluten bei P. 1286/ III 152

Pleuritis 620, 621/ II 214, 215
exsudativa 644/ II 238
⇒ Husten bei P. 1505/ III 371

Pleurodynie Seitenstechen 663, 685/ II 257, 279

Plexus solaris Epileptische Krämpfe, ausgehend vom P. s. 1953/ I 419

Pneumonie 620/ II 214
Fieber bei P. 439/ II 33

Pocken 592/ II 186
Husten bei P. 1500/ III 366

Poliomyelitis → Entzündung des Rückenmarks 720/ II 314

Polypen 1966/ I 432
Genitalien, wbl. 1888/ III 754
Harnblase 1820/ III 686
Kehlkopf 1453/ III 319
Metrorrhagie 1905/ III 771
Nase 1287/ III 153
Ohren 1228/ III 94
Rektum 1753/ III 619
Uterus 1911/ III 777

Polyserositis 1947/ I 413

Prellungen 1987/ I 453

Pressen starker Stuhldrang verschwindet bei P. 1755/ III 621
bei Stuhlgang < Ischias 998/ II 592
– – < Kopfschmerz 264, 275, 283/ I 264, 275, 283
– – macht Nasenbluten 1287/ III 153

Priapismus 1871/ III 737

Prickeln 1997/ I 463
⇒ Haut 556/ II 150

Prolaps der Hämorrhoiden 1764/ III 630
des Rektums 1752, 1753/ III 618, 619
des Uterus 1910/ III 776
der Vagina 1912/ III 778

Prolapsgefühl im Rektum 1747/ III 613
Schmerzen im prolabierten Anus 1776/ III 642

Prostata Schmerzen, Empfindungen 1834/ III 700

Prostatahypertrophie 1802/ III 668
Enuresis bei P. 1809/ III 675
Urintröpfeln bei P. 1808/ III 674
Harnverhaltung bei P. 1818/ III 684

Prostatitis 1802/ III 668
infolge Unterdrückung von Gonorrhoe 1802/ III 668

Pruritus 1996/ I 462
Haut 552/ II 146
Hautausschläge 601/ II 195
Achselhöhle 615/ II 209
Anus 1758/ III 624
Bauch 1651/ III 517
Brust 614/ II 208
Brustwarzen 615/ II 209
Extremitäten 861/ II 455
Gesichtsausschläge 505/ II 99
Hoden 1876/ III 742
Kopf 194/ I 194
Mamma 615/ II 209
Nase 1276/ III 142
Rücken 699/ II 293
Vulva 1889/ III 755

Pseudokrupp 1512/ III 378

Psoasabszeß 828/ II 422

Psoriasis 592/ II 186
Arme 840/ II 434
Augenbrauen 508/ II 102
Ellbogen 842/ II 436
Finger 848/ II 442
Hand 845/ II 439
Knie 853/ II 447
Unterschenkel 854/ II 448
Rücken 710/ II 304

Psychische Eindrücke Empfindlichkeit für psychische Eindrücke 28/ I 28
Krankheiten im Klimakterium und im Kindbett 55/ I 55

	psychische Symptome wechseln mit körperlichen Symptomen 54/ I 54
Pterygium	Flügelfell im Auge 1141/ III 7
Ptosis	des Bauches, Hängebauch 1647/ III 513 Gefühl von Fallen im Bauch 1650/ III 516 der Lider 1153/ III 19 des Magens 1576/ III 442
Pubertät	Krankheiten in der P. 2051/ I 517 Schwermut bei Mädchen vor der P. 91/ I 91
Puerperium	Fieber im P. 444/ II 38 Lochien 1908/ III 774
Pulsdefizit	1968/ I. 434
Pulsieren	Klopfen 1997/ I 463 Abdomen 1653/ III 519 Anus 1760/ III 626 Auge 1144/ III 10 Brust 616/ II 210 ml. Genitalien 1868/ III 734 wbl. Genitalien 1890/ III 756 Gesicht 486/ II 80 Harnblase 1803/ III 669 Harnröhre 1825/ III 691 Hals außen 1437/ III 303 – innen 1407/ III 273 Kehlkopf 1447/ III 313 Kopf 206 ff./ I 206 ff. Magen 1580/ III 446 Nase 1277/ III 143 Nieren 1799/ III 665 Ohren 1217/ III 83 Zahnfleisch 1346/ III 212 Zähne 1352/ III 218
Pupillen	Mydriasis 1160/ III 26 Myosis 1159/ III 25 Ungleichheit, Unregelmäßigkeit 1160/ III 26
Purpura haemorrhagica	549, 624, 820, 822, 823, 824/ II 143, 218, 414, 416, 417, 418 mit Nasenbluten 1286/ III 152

Pyelitis und Pyelonephritis 1800/ III 666

Pylorus Erschlaffung 1603/ III 469
Gefühl wie zu eng 1576/ III 442
Härtegefühl 1576/ III 442
Verhärtung 1603/ III 469
Verschlußgefühl 1583/ III 449
Zusammenschnüren 1585/ III 451

Pyodermie Hautausschläge, eitrige 582/ II 176

Pyromanie Brandstiftungstrieb, zündelnde Kinder 36/ I 36

Q

Quaddeln, auch „Flecken“	584/ II 178 Abdomen 1668/ III 534 Arme 839/ II 433 Brust 624/ II 218 Extremitäten allgemein 837/ II 431 Gesicht 502/ II 96 äußerer Hals 1439/ III 305 Kopf 188/ I 188 Knie 853/ II 447 Rücken 708/ II 302
Quaken	im Magen 1602/ III 468 Ohrgeräusche 1261/ III 127
Qual	→ Angst, qualvolle 8/ I 8
Quälen	quält jeden mit seinen Beschwerden 75/ I 75 quält Tiere, → gefühllos 53/ I 53 ⇒ grausam 59/ I 59
Quälender Husten	1529/ III 395
Quecksilber	Folgen von Mißbrauch 2051, 969/ I 517, II 563 ⇒ Mißbrauch von Q. (in diesem Leitfaden) Gesichtsschmerzen nach Mißbrauch 532/ II 126 Zahnfleisch, Modalitäten, Veränderungen durch Q. 1347/ III 213 Zunge, Entzündung nach Mißbrauch 1384/ III 250 ⇒ Lähmungen der Arme 909/ II 503
Querulant	beklagt sich über alles 15/ I 15
Quetschungen	1987/ I 453 gequetschte Fingerspitzen 1988/ I 454 Taubheitsgefühl in gequetschten Teilen 2018/ I 484
Quieken	quiekende Ohrgeräusche 1261/ III 127 quiekende Stimme 1457/ III 323
Quietschen	der Nase 1277/ III 143

R

Rachitis
→ Knochenerweichung 1951/ I 417
⇒ Knochen, verkrümmt 886/ II 480
Rückgratverkrümmung 1449/ III 315

Rachsüchtig 20/ I 20

Radialislähmung 905/ II 499

Ranula 1344/ III 210

Raserei
Wutanfall 75/ I 75
⇒ Wildheit 148/ I 148
bei Kopfschmerzen 76/ I 76

Rasieren
5, 17, 518/ I 5, 17, II 112
Angst beim R. 8/ I 8
Gesichtsempfindlichkeit beim R. 485/ II 79
Gesichtsschmerzen nach dem R. 532/ II 126
– brennend nach dem R. 540/ II 134
Schwindel nach dem R. 166/ I 166

Räuber
Furcht vor R. 45/ I 45
Träume von R. 397/ I 397

Rauch
< 2051/ I 517
< Husten 1504, 1516, 1544/ III 370, 382, 401
aller Art R. < Husten 1504/ III 370

Rauchen
⇒ Tabak 2059/ I 525
Abneigung 1553/ III 419
Aufhören < 2059/ I 525
Aufstoßen 1561/ III 427
Augenschmerzen durch R. 1173/ III 39
Bauchschmerzen, krampfend 1715/ III 581
Blindheit, vorübergehende 1195/ III 61
Blutandrang zum Kopf 179/ I 179
Brechwürgen 1594/ III 460
Brustschmerzen 654, 657, 676/ II 248, 251, 270
< Diarrhoe 1744/ III 610
Erbrechen 1592, 1599/ III 458, 465
Fieber 460/ II 54
Giemen (Pfeifen) bei Atmung 1478/ III 344

> Gesichtsschmerzen 532/ II 126
Halsschmerzen 1425, 1430, 1434/ III 291, 296, 300
Hitze in der Brust 633/ II 227
Hitzewellen im Gesicht 513/ II 107
Husten 1493, 1520, 1527, 1528, 1535/ III 359, 386, 393, 394, 401
< Husten 1505/ III 371
Kehlkopfschmerzen 1459, 1463/ III 325, 329
Kitzelhusten 1514/ III 380
Kitzeln im Kehlkopf 1445/ III 311
Kloß im Hals 1406/ III 272
Kopfschmerzen 265/ I 265
– in der Stirn 294/ I 294
– betäubend 304/ I 304
– drückend 314, 325/ I 314, 325
Kopfschwere 220/ I 220
Luftwege, roher Schmerz 1463/ III 329
> Magenschmerzen 1637/ III 503
Mundgeschmack, bitter 1325/ III 191
– sauren 1328, 1329/ III 194, 195
– süßlich 1330/ III I96
– Übelkeit erregend 1331/ III 197
Schläfrigkeit 387/ I 387
Schlucksen 1604/ III 470
Schwäche 1980/ I 446
Schwindel 166/ I 166
Sodbrennen 1606/ III 472
Speichelfluß 1341/ III 207
> rauhe Stimme 1457/ III 323
Stuhldrang 1755/ III 621
Stumpfsinn 106/ I 106
Übelkeit 1613/ III 479
Verlangen 1620/ III 486
Verwirrung 118/ I 118
Völle im Bauch 1658/ III 524
Zahnschmerzen 1368, 1377/ III 234, 243
Zittern 1990/ I 456

Raucherbein Morbus Bürger, Endarteriitis 1947/ I 413
⇒ Gangrän 818/ II 412

Rauheit im Gesicht (Lippen, Mund, Stirn) 509/ II 103
der Extremitäten 833/ II 427

Raum
Klaustrophobie, Furcht in engem R. 42/ I 42
kalter R., Betreten eines kalten Raumes < 2038/ I 504
< in Keller und Gewölbe 2039/ I 505
⇒ Husten durch Kellerluft 1504/ III 370
überfüllter R. macht Bewußtlosigkeit 20/ I 20

Räume
überfüllte R. < 2063/ I 529
warme R. unverträglich 818, 933/ II 412, I 527

Rausch
Kopfschmerzen nach R. 260/ I 260
Rauschfolgen 2051/ I 517

Räuspern
1415, 1548/ III 281, 414
unaufhörlich R. 1443/ III 309

Reaktionsmangel
1971/ I 437

Rechenfehler
macht Fehler beim Rechnen 35/ I 35

Rechthaberisch
76/ I 76
⇒ verträgt keinen Widerspruch 147/ I 147
⇒ eigensinnig 26/ I 26

Reden
Abneigung gegen R. 76/ I 76
erschöpft, Schwäche durch R. 1980/ I 446
Kopfschmerzen beim R., Modalitäten 260/ I 260
Kopfschmerz beim R. anderer 261/ I 261
⇒ Sprechen, Modalitäten 2057/ I 523
⇒ Sprechen 98/ I 98
Unterhaltung < 110/ I 110

Refraktionsanomalien
Kurz- und Weitsichtigkeit 1211/ III 77

Regen
> Kopfschmerzen 267/ I 267

Regenbogenhautentzündung
Iritis 1148/ III 14

Regenwetter
→ Nässe 2050/ I 516
⇒ feuchtes Wetter < 2062/ I 528
Frieren bei R. 431/ II 25

Regungslos
empfindungslos, Torpor 29/ I 29

Reiben Modalitäten 2051/ I 517
bei Augenschmerzen, Modalitäten 1173/ III 39
> Gesichtsschmerzen 532/ II 126
bei Kopfschmerzen, Modalitäten 261/ I 261
> Magenschmerzen 1627/ III 493
Verlangen, die Augen zu reiben 1158/ III 24

Reifen ⇒ Lokalisation der Brust 646/ II 240

Reifengefühl Bandgefühl 2020/ I 486
– um den Bauch 1649/ III 515
– um die Brust 613/ II 207
– um die Extremitäten 797, 816/ II 391, 410
– um den Kopf 231, 233, 314, 318, 323/ I 231, 233, 314, 318, 323
– um den Hals 1439/ III 305
– um den Rücken 706/ II 300

Reis Erbrechen nach R. 1592/ III 458
Verlangen nach trockenem R. 1619/ III 485

Reisen Wunsch zu reisen 77/ I 77
⇒ Obstipation auf R. 1751/ III 617

Reißen zerreißen 77/ I 77
⇒ Zerstörungswut 149/ I 149
reißt an den Haaren 77/ I 77
⇒ an den Haaren ziehen 150/ I 150

Reiten Modalitäten 2051/ I 517
Rückenschmerzen beim R. 729/ II 323
Gesäßexkoriation 851/ II 445
Schwindel, Modalitäten 166/ I 166
Wundheit, sogenannter „Wolf" 578, 599/ II 172, 193

Reizbarkeit außerordentlich physische R. 1971/ I 437
Gereiztheit 77/ I 77
⇒ übermäßig reizbar durch Geräusche 79/ I 79
⇒ empfindlich gegen das geringste Geräusch 28/ I 28

Reizblase → häufig, Drang wird um so stärker, je leerer die Blase wird 1814/ III 680

Reizhusten 1522/ III 388

Religiöse Anwandlungen 81/ I 81
⇒ kniet und betet 65/ I 65

Reserviertheit → Zurückhaltung 151/ I 151
⇒ verschwiegen, verschlossen 115/ I 115
⇒ wortkarg 76/ I 76

Respektlos → Mangel an Ehrerbietung 26/ I 26

Retinitis Netzhautentzündung 1149/ III 15

Reue 81/ I 81
⇒ tadelt sich selbst 101/ I 101
Gewissensangst 7/ I 7

Rhagaden → Haut aufgesprungen 549/ II 143
Anus 1762/ III 628
Augenwinkel 1155/ III 21
Extremitäten 833, 914/ II 427, 508
Mamma, Brustwarze 640/ II 234
Mundwinkel 517/ II 111
Nase 1273/ III 139
⇒ Schmerzen in den R. des Anus 1776/ III 642

Rheumatische Schmerzen 968/ II 562
Brust 654/ II 248
Empfindungen 1023 ff./ II 617 ff.
Extremitäten 968/ II 562
Gelenke 973/ II 567
nach unterdrückter Gonorrhoe 969, 973/ II 563, 567
– unterdrückten Hämorrhoiden 969/ II 563
Herz 659/ II 253
Orte 971 ff./ II 565 ff.
rheumatische Kopfschmerzen 261/ I 261
Rücken 729/ II 323
⇒ Schmerz, wandernd 2012, 969, 973/ I 478, II 563, 567

Rhinophym knollige Verdickung der Nasenspitze 1273/ III 139
⇒ schwammige Gefäßschwellung dehnt die Nase aus 1288/ III 154

Rippen untere R., stechende Schmerzen 688/ II 282
Stiche in der 11. und 12. R. 689/ II 283
⇒ Stechen in den Brustseiten 685 ff./ II 279 ff.
Schmerzen in der unteren R., wie von Splittern 677/ II 271

Rippenfellentzündung 620/ II 214

Roggenbrot < 1623/ III 489
Verlangen nach R. 1617/ III 483

Roheit → Grobheit 59/ I 59
⇒ Mutwille 73/ I 73
⇒ Unverschämtheit 111/ I 111

Rohkost Verlangen 1619/ III 485
< 2049/ I 515

Rollen des Kopfes 176/ I 176
Gefühl von R. im Kopf 213/ I 213

Rollt auf dem Boden 81/ I 81
⇒ Wildheit 148/ I 148

Rosazea → Akne rosacea 500/ II 94

Roseola syphilitica 594, 624/ II 188, 218

Roter Kopf bekommt rotes Gesicht bei Erregung 494/ II 88
Blutandrang mit Gesichtsröte 178/ I 178
Blutwallungen nach Gemütsbewegungen 1944/ I 410
errötet leicht 488/ II 82
errötet plötzlich 495/ II 89
im warmen Zimmer 179/ I 179
von Wein 495/ II 89

Roter Kopf, Empfindungen ⇒ Hitze im Gesicht 510/ II 104
⇒ Hitze im Kopf 189/ I 189
⇒ Hitze nach Wein 513/ II 107
⇒ Hitze im Zimmer 513/ II 107

Rotz Malleus 1971/ I 437

Ruck durch den Körper weckt aus dem Schlaf 374/ I 374

Rucken Schlaflosigkeit durch Rucke 383/ I 383
Extremitäten 897/ II 491
ml. Genitalien 1868/ III 734
wbl. Genitalien 1891/ III 757
Hals 1412/ III 278

Harnröhre 1825/ III 691
Magen 1581/ III 447
Prostata 1801/ III 667

Rücken
aufrecht gehen unmöglich 772/ II 366
sich Aufrichten, → Strecken des R. 730, 741, 779/ II 324, 335, 336*), 373
⇒ Bücken 726/ II 320
⇒ Emprosthotonus und Opisthotonus 715/ II 309
⇒ muß gebeugt gehen 727/ II 321
⇒ muß gebeugt gehen wegen Lumbago 743/ II 337, 338*)
⇒ Knacken 701/ II 295
⇒ Schmerz, wie verrenkt 774/ II 368
⇒ Gefühl von Spannung 702/ II 296
⇒ Stehen beinahe unmöglich 730/ II 324
⇒ Gefühl von Steifheit 704/ II 298
⇒ Verrenkungsgefühl 689/ II 283

Rückenlage
Modalitäten 2043/ I 509
Bauchschmerzen, Modalitäten 1679/ III 545
– Orte 1689, 1691, 1693, 1694, 1697/ III 555, 557, 559, 560, 563
– Empfindungen 1705, 1707, 1715, 1726, 1729/ III 571, 573, 581, 592, 595
Magenschmerzen, Modalitäten 1626/ III 492
– Empfindungen 2037, 2040/ III 503, 506
im Schlaf 379/ I 379
Schnarchen in R. 1479/ III 345, 346*)

Rückenmark
→ Wirbelsäule 720/ II 314
⇒ Harnsperre durch Erschütterung des R. 1799/ III 665
→ Spinalirritation 785/ II 379

Rückenschmerz
Gefühl als ob der Rücken zerbrechen würde 786/ II 380
– als ob der Rücken ausgerenkt wäre 753/ II 347
krampfartiger Schmerz 760/ II 354
Schmerz wie verrenkt 774/ II 368
⇒ Liegen auf Hartem > 728, 743/ II 322, 337, 338*)
⇒ Rückenkrämpfe 715/ II 309

Rücken-schmerzen
Empfindungen 753 ff./ II 347 ff.
Orte 733 ff./ II 327 ff.
Anlehnen < 785/ II 379
Anlehnen > → Lehnen 776, 779/ II 370, 373
beim Aufrichten 726, 730, 772/ II 320, 324, 366
aufrecht gehen unmöglich 772/ II 366
Hexenschuß, Lumbago 741 ff./ II 335 ff.
beim Umdrehen im Bett 731, 777/ II 325, 371
Unterdrückung der Menses macht R. 728, 776, 786/ II 322, 370, 380
nach Verletzungen 731/ II 325
bei Wetterwechsel, → kalt 727/ II 321
bei Zugluft, verträgt Zugluft nicht 714, 716, 728, 735/ II 308, 310, 322, 329
Zurücklehnen 731/ II 325
⇒ feucht 727/ II 320

Rücken-verletzung
731/ II 325

Rückgrater-schütterung
720, 721, 731/ II 314, 315, 325

Rückgrat-verkrümmung
721/ II 315

Rückgrat-verletzung
721/ II 315
⇒ Asthma bei R. 1467/ III 333
⇒ wunder Schmerz nach R. 785/ II 379

Rückwärts-beugen
Modalitäten 2052/ I 518
Bauchschmerzen 1676/ III 542
Magenschmerzen > 1623/ III 489
Zurückbeugen des Kopfes bei Kopfschmerzen, Modalitäten 255/ I 255

Ruhe
verlangt nach R. 114/ I 114
will in Ruhe gelassen werden 99/ I 99
⇒ Gelassenheit 55/ I 55

Ruhelosigkeit
81/ I 81
im Bett 83/ I 83
in den Extremitäten 955/ II 549
durch Kopfschmerzen 84/ I 84
kann nicht still sitzen 1986/ I 452
Unterdrückung der Menses macht R. 85/ I 85

Ruhr
1744/ III 610
mit Tenesmus 1782/ III 648

Runzelig
faltig 1971/ I 437
Haut 572/ II 166
Haut der Extremitäten 834/ II 428
Gesicht 482/ II 76

Rupia syphilitica
kuppenförmige Borkenbildung 594, 595/ II 188, 189
am Unterschenkel 831/ II 425

S

Säfteverlust Folgen 2052/ I 518
Diarrhoe infolge S. 1744/ III 610
Kopfschmerzen durch S. 255/ I 255
Magenschmerzen durch S. 1627/ III 493
Schwindel durch S. 166/ I 166

Salat Verlangen 1619/ III 485
< 2049/ I 515

Salz Salz und salzige Speisen 2049/ I 515
Abneigung gegen salzige Speisen 1552/ III 418
salzige Speisen machen Husten 1505/ III 371
Salzfleisch macht Verdauungsstörung 1587/ III 453
Verlangen nach Salzigem 1619/ III 485

Salzfluß Geschwür wie bei Salzfluß 568/ II 162

Samenstrang Empyozele, Hydrozele, Varikozele 1880/ III 746
Sarkozele des S. 1880/ III 746
Schmerz in den Samensträngen 1914/ III 780

Samenverluste Modalitäten 2052/ I 518
Augenschwäche durch S.1161/ III 27
Impotenz nach S. 1872/ III 738
Kopfschmerz nach reichlichen Pollutionen 263/ I 263
Schwäche nach S. 1980/ I 446
Schwermut durch S. 92/ I 92

Sand Gefühl von S. unter der Haut 1999/ I 465
Gefühl von S. in den Augen 1179/ III 45
Schmerz wie von S. in den Augen 1184/ III 50

Sarkasmus abwechselnd mit Scherz 57/ I 57
⇒ lacht über Ernstes 67/ I 67

Sarkom 1986/ I 452
⇒ sarkomatöses Geschwür 568/ II 162

Sarkozele 1880/ III 746

Sattelnase 1274/ III 140

Sattessen Essen bis zur Sättigung < 2033/ I 499

Satyriasis 1883/ III 749

Sauerkraut < 2049/ I 515
Verlangen nach S. 1619/ III 485

Säuglinge 2052/ I 518
Abneigung gegen Muttermilch 1552/ III 418
Durchfall nach Abstillen 1739/ III 605
Durchfall von Muttermilch 1746/ III 612
Harnverhaltung bei S. beim Stillen 1818/ III 684
Schnüffeln der S. 1310/ III 176
verweigern Mutterbrust 640/ II 234

Saures, Säure 2049/ I 515
Abneigung 1552/ III 418
Aufstoßen 1561, 1563, 1570/ III 427, 429, 436
Bauchschmerzen 1681/ III 547
Diarrhoe 1744/ III 610
Erbrechen 1592/ III 458
Flatulenz 1664/ III 530
Flatus 1749/ III 615
Husten < 1505/ III 371
Magenschmerzen 1627/ III 493
Sodbrennen 1606/ III 472
Übelkeit 1614/ III 480
Verdauungsstörung 1587/ III 453
Verlangen 1619/ III 485

Schabender Schmerz 2005/ I 471

Schädel Gefühl von Hochheben der Schädeldecke 194/ I 194
– von Schlagen einer Kugel gegen Schädeldach 202, 331/ I 202, 331
Kopfschmerzen als ob S. offen sei 333/ I 333
– als ob S. sich öffne und schließe 333/ I 333

Schadenfreude Freude über Unglück anderer 37/ I 37

Schält sich Haut schält sich 575/ II 169
Kopfhaut abschuppend 186/ I 186
Lippen schälen sich 517/ II 111

Schamlos 86, 111/ I 86, 111

	⇒ küßt jedermann 66/ I 66 ⇒ umarmt jedermann 108/ I 108
Schanker	weicher und harter 1874/ III 740
Scharlach	Albuminurie 1852/ III 718 Ausschlag 595/ II 189 Drüsenschwellung nach S. 1983/ I 449 Fieber bei S. 440/ II 34 Husten bei S. 1500/ III 366 Geschwür im Hals bei S. 1412/ III 278 Kopfschmerzen nach S. 261/ I 261 Ohrenfluß nach S. 1214/ III 80 Scharlachausschlag, zurücktretend 595/ II 189 Schwerhörigkeit nach S. 1268/ III 134 Wassersucht der Beine nach S. 937/ II 531
Scharlach-folgen	1972/ I 438
Schatten	blaue Schatten um die Augen 490/ II 84 gelbbraune S. um die Augen 1149/ III 15
Schauder	Angst mit S. 8/ I 8 im Bauch 1654/ III 520 in der Brust 616/ II 210 bei Fieber 449/ II 43 im Gesicht 486/ II 80 im Rücken 702/ II 296 am Unterschenkel 803/ II 397
Schaudern	nervöses 1972/ I 438 Extremitäten frösteln 797, 803/ II 391, 397 Schweiß nach S. 466/ II 60 ⇒ Kälteschauer 464/ II 58
Schauer	von Erregung in den Extremitäten 803/ II 397 Schweiß bei Kälteschauer 464/ II 58
Schaukeln	Schwindel bei S. 167/ I 167 Übelkeit bei S. 1614/ III 480
Scheinheilig-keit	→ Heuchelei 61/ I 61
Scheitelkopf-schmerz	269, 277 ff./ I 269, 277 ff.

Schelte weint bei Vorhaltungen 147/ I 147
→ Furcht getadelt zu werden 43/ I 43
⇒ weint bei Ermahnung 144/ I 144

Schenkelhernie 1647/ III 513

Schilddrüse Schmerzen 1439, 1441/ III 305, 307
Schwellung 1437, 1442/ III 303, 308
Zusammenschnüren des Halses 1438/ III 304

Schimmliger Käse macht Verdauungsstörung 1587/ III 453

Schimpfen 86/ I 86
⇒ fluchen 36/ I 36

Schinken > 2049/ I 515
Verlangen nach fettem S. 1617/ III 483
– nach rohem S. 1619/ III 485

Schlaf, Schlafen Modalitäten 2052, 2053/ I 518, 519
Afterjucken im S. 1759/ III 625
Afterschmerzen im S. 1770/ III 636
Angst vor und während dem S. 8/ I 8
Angst durch zu wenig S. 9/ I 9
Asthma kommt im S. 1467/ III 333
Atemnot 1474/ III 340
Atmung, langsam 1481/ III 347
– pfeifend 1479/ III 345
– schnell 1482/ III 348
– tief 1483/ III 349
– unregelmäßig 1483/ III 349
Auffahren aus dem S. 13, 14/ I 13, 14
Augen offen 1137/ III 3
Augenschmerzen > nach S. 1173/ III 39
Bauch, Flatulenz 1664/ III 530
Bauchschmerzen 1681/ III 547
Brustbeklemmung beim Einschlafen 611/ II 205
Darmentleerung, unwillkürlich 1766/ III 632
Delirium während S. 24/ I 24
Diarrhoe, Modalitäten 1744, 1745/ III 610, 611
Doppeltsehen nach S. 1210/ III 76
Durst nach S. 1574/ III 440
Erregung vor S. 32/ I 32

Ersticken, muß geweckt werden 1474/ III 340
Extremitäten, Steifheit nach S. 810/ II 404
Fieber, Hitze, Modalitäten 459/ II 53
Frost, Schüttelfrost im tiefen S. 413/ II 7
Frost während und nach S. 433/ II 27
Furcht einzuschlafen, könnte ersticken 46/ I 46
Genitalien, ml., Erektionen 1872/ III 738
– – Sextrieb nach S. 1883/ III 749
Geräusche 1478 ff./ III 344 ff.
Gesicht, Kälte 514/ II 108
– Kiefer, Kaubewegung 514/ II 108
– Schweiß 519/ II 113
– Zucken 525/ II 119
Gesichtsschmerzen, Modalitäten 532/ II 126
Geschwätzigkeit 57/ I 57
Halsschmerzen nach S. 1420, 1425/ III 286, 291
Hunger verhindert S. 1556/ III 422
Husten 1506, 1507, 1535/ III 372, 373, 401
Jammern 64/ I 64
Kehlkopf, Laryngismus stridulus 1453/ III 319
Kopf, Blutandrang, Modalitäten 179/ I 179
– Schweiß 201/ I 201
Kopfschmerzen, Modalitäten 261/ I 261
– Orte 274 ff./ I 274 ff.
– Empfindungen 302 ff./ I 302 ff.
– bei zu wenig S. 262/ I 262
Lachen 67/ I 67
Lage 378/ I 378
Mangel an S. < 2053/ I 519
Mund, Schaum vor dem Mund 1334/ III 200
– offen 1334/ III 200
– Speichelfluß 1341/ III 207
Nasenbluten 1286/ III 152
Ohrenschmerzen, S. > 1232/ III 98
Ohren, überempfindlich 1271/ III 137
Phantasien verhindern S. 74/ I 74
Rücken, Schweiß 719/ II 313
Rückenschmerzen 729/ II 323
– Orte 745 ff./ II 339 ff.
– Empfindung 758 ff./ II 352 ff.
Ruhelosigkeit vor dem S. 85/ I 85
Schlafsucht 20/ I 20

Schluchzen 1479/ III 345
Schreien 88/ I 88
Schwäche durch zu wenig S. 1980/ I 446
Schweiß 478/ II 72
Schwindel während und nach S., Modalitäten 167/ I 167
– bei Schlafmangel 166/ I 166
Singen 95/ I 95
Sprechen 98/ I 98
Stöhnen 100, 1480/ I 100, III 346
stößt im S. 100/ I 100
streitet im S. 101/ I 101
Stumpfsinn nach tiefem S. 107/ I 107
Unausgeschlafen nach S., → S., unerquicklich 403/ I 403
Verwirrung nach S. 118/ I 118
weint im S. 146/ I 146
wimmert im S. 100/ I 100
Zähneknirschen 515/ II 109
Erwachen durch Zahnschmerzen 1369/ III 235
Zucken der Glieder im S. 404/ I 404
⇒ Benommenheit, wacht schwer auf 17/ I 17
⇒ Erwachen schwer, kaum zu wecken 374/ I 374
Unterdrückung von Ausschlägen macht komatösen S. 371/ I 371

Schlaflosigkeit durch mentale Anstrengung 382/ I 382
durch Gedanken, überwach 381/ I 381
durch Kälte 382/ I 382
durch Phantasien 74, 382/ I 74, 382

Schläfrig tagsüber, nachts schlaflos 383/ I 383

Schläfrigkeit nach dem Aufstehen 384/ I 384
nach dem Mittagessen 387/ I 387

Schlafwandeln Somnabulanz 86/ I 86
Schwäche nach S. 1980/ I 446
nach Unterdrückung von Gemütsbewegungen 86/ I 86

Schlag, Empfindungen im Abdomen 1654/ III 520
in der Brust 616/ II 210
wie ein elektrischer S. 1999/ I 465

in den Extremitäten 803/ II 397
im Gesicht 486/ II 80
im Hals bei Erwachen 1408/ III 274
in der Herzgegend 617/ II 211
im Kopf 213/ I 213
in der Magengrube 1581/ III 447
Schmerz, wie durch Schläge auf den Kopf 347/ I 347
– wie durch Schläge an die Stirn 348/ I 348

Schlaganfall
Apoplexie 1972/ I 438
Furcht vor Apoplexie 46/ I 46
Krämpfe bei Apoplexie 1952/ I 418
Lähmung nach Apoplexie 1959/ I 425
stertoröse Atmung bei Apoplexie 1480/ III 346

Schläge, elektrische
Gefühl im Rücken 702/ II 296
– in Uterus und Vagina 1891/ III 757

Schlagen
86/ I 86
mit Kopf gegen Wand 87, 215/ I 87, 215
möchte schlagen, dreinschlagen 87/ I 87
⇒ möchte kämpfen 64/ I 64
⇒ schlägt um sich 87/ I 87
Gefühl, Gehirn schlage gegen den Schädel 215/ I 215

Schlechte Nachrichten
Beschwerden durch schlechte N. 87/ I 87
⇒ Aufregung nach schlechten N. 32/ I 32
⇒ Furcht vor schlechten N. 46/ I 46
⇒ Magen, empfindlich gegen schlechte N. 1603/ III 469

Schleifen
Nachschleppen der Beine 911/ II 505

Schleimbeutelentzündung
Bursitis 886/ II 480
der Finger 817/ II 411
der Handgelenke 886/ II 480
Schwellung, wie bei Bursitis des Handgelenks 935/ II 529

Schleimhautentzündung
des Magens, Gastritis 1586/ III 452
des Rektums, Kolitis 1753/ III 619

Schleimhautabsonderungen
vermehrte 1972/ I 438
⇒ *Unterdrückung von Sekreten und Exkreten macht Krämpfe 1957/ I 423*

Schließmuskel Krämpfe 1972/ I 438
Schwäche des Anus 1747, 1749/ III 613, 615
– der Blase 1819/ III 685

Schlottern Beben des Unterkiefers 484/ II 78

Schluchzende Atmung 1479/ III 345

Schlucken 1416/ III 282
Schmerzen beim S. 1425/ III 291

Schlummer dösen 371/ I 371
⇒ benommen, wacht schwer auf 17/ I 17

Schlüsselbein 662/ II 256
Karies des S. 635/ II 229
Schwellung des S. 635/ II 229
Schmerz des S. bei Husten 662/ II 256

Schmächtige Menschen → magere Menschen 1960/ I 426

Schmeicheln wünscht geschmeichelt zu werden 87/ I 87
⇒ herzlich 61/ I 61

Schmerzen – Äußerungen Bauchschmerzen treiben zur Verzweiflung 1683/ III 549
Fieber 459/ II 53
Kopfschmerzen, muß schreien 262/ I 262
– machen wild 268/ I 268
Ohrenschmerzen, verliert fast den Verstand 1233/ III 99
Ohnmacht 1965/ I 431
Schreien 88/ I 88
Schwäche 1980/ I 446
Schweiß 478/ II 72
Selbstmordneigung 93/ I 93
Übelkeit 1614/ III 480
Ungeduld 110/ I 110

– Empfindungen 2000/ I 466
allmählich beginnende (verschlimmernde), allmählich verschwindende (abnehmende) S. 2000/ I 466
– – – – Bauchschmerzen 1675/ III 541
– – – – Gesichtsschmerzen 533/ II 127
– – – – Gliederschmerzen 966/ II 560
– – – – Kopfschmerzen 266/ I 266

– – – – Magenschmerzen 1622/ III 488
– – – – Zahnschmerzen 1363/ III 229
plötzlich auftretende (zunehmende), plötzlich verschwindende (abnehmende) S. 2000/ I 466
– – – – Bauchschmerzen 1681/ III 547
– – – – Gesichtsschmerzen 532/ II 126
– – – – Kopfschmerzen 266/ I 266
– – – – Zahnschmerzen 1368/ III 234
plötzlich auftretende Magenschmerzen 1627/ III 493
plötzlich beginnende und allmählich verschwindende Kopfschmerzen 266/ I 266
plötzlich beginnende und plötzlich aufhörende Kopfschmerzen 266/ I 266

Schmerzen – abwärtsdrückend
Bauchschmerzen, zerrende 1701/ III 567
Genitalien, ml. 1915/ III 781
Genitalien, wbl. 1928/ III 794
Harnblase 1836/ III 702
Harnröhre 1841/ III 707
Nieren 1831/ III 697
Prostata 1834/ III 700
Rücken 753/ II 347

– anhaltend
Kopfschmerzen 240/ I 240

– ätzend
Magenschmerzen 1633/ III 499

– ausstrahlend
2000/ I 466
Magenschmerzen 1623/ III 489

– beißend
2000/ I 466
After 1775/ III 641
Gaumen 1399/ III 265
Genitalien, ml. 1915/ III 781
Genitalien, wbl. 1929/ III 795
Harnröhre 1841/ III 707
Kopf 301/ I 301
Nase 1293/ III 159
Ohren 1239/ III 105
Prostata 1834/ III 700
Zähne 1373/ III 239
Zunge 1392/ III 258

– berstend
Augen 1177/ III 43
Bauch 1702/ III 568

Brust 667/ II 261
wbl. Genitalien 1929/ III 795
Kehlkopf 1461/ III 327
Kopf 301/ I 301
Ohren 1239/ III 105
Zähne 1373/ III 239

Schmerzen
- betäubend 2000/ I 466
Gesichtsschmerzen 539/ II 133
Kopfschmerzen 303/ I 303

- bohrend 2000/ I 466
Augen 1177/ III 43
Brust 667/ II 261
Gaumen 1399/ III 265
Genitalien, ml. 1915/ III 781
Genitalien, wbl. 1929/ III 795
Gesicht 539/ II 133
Glieder 1023/ II 617
Harnblase 1836/ III 702
Kopf 304/ I 304
Kehlkopf 1461/ III 327
Magen 1633/ III 499
Nase 1293/ III 159
Ohren 1239/ III 105
Rücken 753/ II 347
Zähne 1373/ III 239
Zunge 1392/ III 258

- brennend 2001/ I 467
After 1775/ III 641
Augen 1177/ III 43
Bauch 1702/ III 568
Blutgefäße 2001/ I 467
Brust 667/ II 261
Extremitäten 1026 ff./ II 620 ff.
Gaumen 1399/ III 265
Genitalien, ml. 1915/ III 781
Genitalien, wbl. 1929/ III 795
Gesicht 539/ II 133
Hals innen 1429/ III 295
Hals außen 1440/ III 306
Harnblase 1836/ III 702
Harnröhre 1841/ III 707
Kehlkopf 1461/ III 327

Kopf 308/ I 308
Magen 1633 ff./ III 499 ff.
Mund 1337/ III 203
Nase 1293 ff./ III 159 ff.
Nieren 1831/ III 697
Ohren 1240/ III 106
Prostata 1834/ III 700
Rücken 754/ II 348
Zähne 1373/ III 239
Zunge 1392/ III 258

Schmerzen – drehend 2002/ I 468
Bauch 1704/ III 570
Harnblase 1837/ III 703

– drückend 2002/ I 468
After 1777/ III 643
Augen 1180/ III 46
Bauch 1705/ III 571
Brust 670/ II 264
Gaumen 1399/ III 265
Genitalien, ml. 1916/ III 782
Genitalien, wbl. 1930 ff./ III 796 ff.
Gesicht 541/ II 135
Glieder 1033/ II 627
Hals 1431, 1440/ III 297, 306
Harnblase 1837/ III 703
Harnröhre 1843/ III 709
Kehlkopf 1461/ III 327
Kopf 310/ I 310
Magen 1635 ff./ III 501 ff.
Nase 1294/ III 160
Nieren 1831/ III 697
Ohren 1241/ III 107
Prostata 1834/ III 700
Rücken 757/ II 351
Zähne 1373/ III 239
Zunge 1393/ III 259

– dumpf Kopfschmerzen 328/ I 328
Zahnschmerzen 1374/ III 240

– durchbohrend After 1777/ III 643
Genitalien, ml. 1917/ III 783
Harnröhre 1844/ III 710

	Kehlkopf 1462/ III 328
	Nieren 1831/ III 697
	Ohren 1242/ III 108
	Zahnschmerzen 1374/ III 240
Schmerzen – empfindlich	After1778/ III 644
	Bauch 1709/ III 575
	Gaumen 1399/ III 265
	Genitalien, ml. 1917/ III 783
	Genitalien, wbl. 1931/ III 797
	Hals 1431, 1440/ III 297, 306
	Harnblase 1838/ III 704
	Harnröhre 1844/ III 710
	Kehlkopf 1462/ III 328
	Magen 1638/ III 504
	Mund 1337/ III 203
	Nase 1295/ III 161
	Nieren 1831/ III 697
	Ohren 1242/ III 108
	Prostata 1834/ III 700
	Zähne 1374/ III 240
	Zunge 1393/ III 259
– wie Fremdkörper	Auge 1183/ III 49
	Kopf 329/ I 329
	Nase 1296/ III 162
	Ohren 1243/ III 109
– wie gebrochen	Gliederschmerzen 2004, 1040/ I 470, II 634
– geschwürig	2004/ I 470
	Brust 672/ II 266
	Gaumen 1399/ III 265
	Harnröhre 1844/ III 710
	Magen 1639/ III 505
	Nieren 1831/ III 697
	Ohren 1243/ III 109
	Rücken 759/ II 353
	Zähne 1374/ III 240
	Zunge 1393/ III 259
– grabend	2005/ I 471
	Bauch 1712/ III 578
	Brust 672/ II 266

	Gesicht 541/ II 135 Kopf 304/ I 304 Nase 1296/ III 162 Nieren 1831/ III 697 Ohren 1243/ III 109 Rücken 759/ II 353 Zähne 1374/ III 240
Schmerzen, greifend	Genitalien, wbl. 1932/ III 798 Ohren 1243/ III 109
– hämmernd	Kopf 330/ I 330
– wie Keil	Kopf 333/ I 333
– an kleiner Stelle	2013, 2015/ I 479, 481 Kopf 264/ I 264
– klemmend	Brust 673/ II 267 Ohren 1243/ III 109
– kneifend	2005/ I 471 After 1778/ III 644 Bauch 1712/ III 578 Brust 673/ II 267 Gaumen 1399/ III 265 Genitalien, ml. 1918/ III 784 Genitalien, wbl. 1932/ III 798 Gesicht 541/ II 135 Glieder 1041/ II 635 Harnblase 1838/ III 704 Harnröhre 1844/ III 710 Kopf 330/ I 330 Ohren 1243/ III 109 Zähne 1375/ III 241 Zunge 1393/ III 259
– kolikartig	After 1778/ III 644
– krallend	After 1779/ III 645 Bauch 1712/ III 578 Brust 673/ II 267 Gesicht 541/ II 135 Harnblase 1838/ III 704 Magen 1639/ III 505 Nase 1296/ III 162 Rücken 760/ II 354 Zähne 1375/ III 241

Schmerzen, krampfend	Bauch 1712/ III 578 Brust 673/ II 267 Genitalien, ml. 1918/ III 784 Genitalien, wbl. 1932/ III 798 Gesicht 541/ II 135 Harnblase 1838/ III 704 Kopf 330/ I 330 Magen 1639/ III 505 Nase 1296/ III 162 Nieren 1832/ III 698 Ohren 1244/ III 110 Rücken 727, 760/ II 321, 354
– kratzend, schabend	2005/ I 471 After 1779/ III 645 Brust 673/ II 267 Gaumen 1399/ III 265 Glieder 1042/ II 636 Kopf 331/ I 331 Magen 1641/ III 507 Mund 1337/ III 203 Nase 1298/ III 164 Ohren 1244/ III 110 Zähne 1375/ III 241 Zunge 1393/ III 259
– kriebelnd	Zähne 1375/ III 241
– lähmig	Rücken 761/ II 355
– lanzinierend	Bauch 1718/ III 584 Brust 673/ II 267 Genitalien, wbl. 1933/ III 799 Gesicht 542/ II 136 Hals innen 1433/ III 299 Kehlkopf 1462/ III 328 Kopf 331/ I 331 Magen 1641/ III 507 Ohren 1244/ III 110 Rücken 761/ II 355 Zähne 1381/ III 247
– mahlend	Genitalien, ml. 1918/ III 784 Genitalien, wbl. 1933/ III 799
– wie Nagel	Kopf 332/ I 332 Kehlkopf 1462/ III 328

Schmerzen	2006/ I 472
– nagend	After 1779/ III 645
	Bauch 1719/ III 585
	Brust 673/ II 267
	Genitalien, ml. 1918/ III 784
	Genitalien, wbl. 1933/ III 799
	Gesicht 542/ II 136
	Glieder 1042 ff./ II 636 ff.
	Kopf 333/ I 333
	Magen 1641/ III 507
	Nase 1297/ III 163
	Nieren 1832/ III 698
	Ohren 1244/ III 110
	Rücken 762/ II 356
	Zähne 1375/ III 241
– packend	Genitalien, wbl. 1934/ III 800
– pickend	Kopf 334/ I 334
– pulsierend	Anus 1770/ III 636
	Brust 674/ II 268
	Gesicht 542/ II 136
	Hals 1407/ III 273
	Harnröhre 1844/ III 710
	Kopf 334/ I 334
	Nieren 1830, 1832/ III 696, 698
	Ohren 1217/ III 83
	Prostata 1834/ III 700
	Rücken 762/ II 356
	Zähne 1368, 1375/ III 234, 241
– quetschend	Brust 674/ II 268
	Genitalien, ml. 1918/ III 784
	Genitalien, wbl. 1934/ III 800
	Ovarien 1934/ III 800
– reißend	2006/ I 472
	After 1779/ III 645
	Augen 1183 ff./ III 49 ff.
	Bauch 1719/ III 585
	Brust 674/ II 268
	Gaumen 1399/ III 265
	Genitalien, ml. 1918/ III 784
	Genitalien, wbl. 1934/ III 800
	Gesicht 542/ II 136

	Glieder 1044 ff./ II 638 ff.
	Harnblase 1838/ III 704
	Harnröhre 1844/ III 710
	Hals innen 1433/ III 299
	Hals außen 1440/ III 306
	Kehlkopf 1462/ III 328
	Kopf 334/ I 334
	Magen 1642/ III 508
	Mund 1337/ III 203
	Nase 1297/ III 163
	Nieren 1832/ III 698
	Ohren 1244 ff./ III 110 ff.
	Ovarien 1934/ III 800
	Rücken 762/ II 356
	Zähne 1376/ III 242
	Zunge 1393/ III 259
Schmerzen – roh	Hals innen 1433/ III 299
	Kehlkopf 1463/ III 329
	Nase 1297/ III 163
– ruckend	Genitalien, ml.1919/ III 785
	Gesicht 544/ II 138
	Kopf 343/ I 343
	Ohren 1246/ III 112
	Zähne 1377/ III 243
– scharf	Genitalien, wbl. 1934/ III 800
	Glieder 1068/ II 662
	Harnröhre 1841/ III 707
– schießend	2009/ I 475
	Glieder 1068/ II 662
	Kopf 344/ I 344
	Rücken 767/ II 361
– schlagend, wie Schläge	Gesicht 544/ II 138
	Kopf 347/ I 347
	Ohren 1247/ III 113
	Rücken 766/ II 360
	Zähne 1378/ III 244
– schneidend	2009/ I 475
	After 1779/ III 645
	Augen 1185/ III 51
	Bauch 1721/ III 587
	Brust 675/ II 269

Gaumen 1400/ III 266
Genitalien, ml. 1919/ III 785
Genitalien, wbl. 1934/ III 800
Glieder 1071 ff./ II 665 ff.
Gesicht 544/ II 138
Hals innen 1434/ III 300
Hals außen 1441/ III 307
Harnblase 1838/ III 704
Harnröhre 1844/ III 710
Kehlkopf 1463/ III 329
Kopf 348/ I 348
Magen 1643/ III 509
Nase 1298/ III 164
Nieren 1832/ III 698
Ohren 1247/ III 113
Rücken 766/ II 360
Zähne 1378/ III 244
Zunge 1393/ III 259

Schmerzen, schraubend
Ohren 1247/ III 113
2009/ I 475

– wie Splitter
After 1780/ III 646
Brust 677/ II 271
Fuß und Ferse 1018/ II 612
Gesicht 545/ II 139
Hals innen 1434/ III 300
Harnröhre 1846/ III 712
Lippen 536/ II 130
Mund 1338/ III 204
Nägel 991/ II 585
Nase 1298/ III 164
Oberarm 982/ II 576
Panaritium 819/ II 413
Zehen 1019, 1020/ II 613, 614
Zunge 1393/ III 259

– stechend
2009/ I 475
After 1780/ III 646
Augen 1185/ III 51
Bauch 1726/ III 592
Brust 678/ II 272
Gaumen 1400/ III 266
Genitalien, ml. 1919/ III 785
Genitalien, wbl. 1935/ III 801

Gesicht 545/ II 139
Glieder 1073/ II 667
Hals außen 1441/ III 307
Hals innen 1435/ III 301
Harnblase 1839/ III 705
Harnröhre 1845/ III 711
Kehlkopf 1464/ III 330
Kopf 350/ I 350
Magen 1644/ III 510
Nase 1298/ III 164
Nieren 1832/ III 698
Ohren 1247/ III 113
Prostata 1834/ III 700
Rücken 667/ II 361
Zähne 1378/ III 244
Zunge 1393/ III 259

Schmerzen,
– wie Stiche Brust 689/ II 283
Gaumen 1400/ III 266

– unerträglich → betäubend 2000/ I 466

– verbrannt Gaumen 1400/ III 266
Zunge 1394/ III 260

– verdreht verzerrt, verstaucht, Glieder 1094 ff./ II 688 ff.

– verreißend → auseinanderreißend 2007/ I 473

– verrenkt Brust 689/ II 283
Glieder 1097/ II 691
Hals außen 1441/ III 307
Rücken 774/ II 368
Zähne 1379/ III 245

– wandernd 2012/ I 478

– wehenartig wbl. Genitalien 1937/ III 803
Rücken 774/ II 368

– wehtuend Augen 1188/ III 54
Bauch 1673/ III 539
Brust 689/ II 283
Gaumen 1400/ III 266
Genitalien, ml. 1920/ III 786
Genitalien, wbl. 1938/ III 804
Glieder 1097/ II 691
Harnblase 1839/ III 705

	Harnröhre 1847/ III 713 Nase 1299/ III 165 Nieren 1833/ III 699 Ohren 1250/ III 116 Rücken 775/ II 369 Prostata 1835/ III 701 Zunge 1394/ III 260
Schmerzen, wellenartig	2012/ I 478 Kopf 267/ I 267
– windend	After 1783/ III 649
– wund, wie	2012, 2013/ I 478, 479
– wundgeschlagen	Augen 1189/ III 55 Brust 692/ II 286 Gesicht 547/ II 141 Glieder 1832 ff./ II 698 ff. Haut 557, 599/ II 151, 193 Knochen 2013/ I 479 Kopf 360 ff./ I 360 ff. Magen 1638/ III 504 Mund 1338/ III 204 Rücken 781 ff./ II 375 ff. Zunge 1394/ III 260
– wühlend	wbl. Genitalien 1938/ III 804 Kopf 359/ I 359 Nase 1299/ III 165 Ohren 1251/ III 117
– wie zerbrochen	Rücken 786/ II 380
– wie zermalmt	Augen 1190/ III 56 Genitalien, ml. 1921/ III 787 Hals außen 1441/ III 307 Nase 1299/ III 165 Rücken 787/ II 381 Zähne 1379/ III 245
– zerreißend	Nase 1299/ III 165 Ohren 1251/ III 117
– ziehend	2013/ I 479 After 1783/ III 649 Augen 1190/ III 56 Bauch 1734/ III 600

Brust 695/ II 289
Gaumen 1400/ III 266
Genitalien, ml. 1921/ III 787
Genitalien, wbl. 1938/ III 804
Gesicht 547/ II 141
Glieder 1115/ II 709
Hals außen 1441/ III 307
Hals innen 1436/ III 302
Harnblase 1839/ III 705
Harnröhre 1847/ III 713
Kopf 365/ I 365
Magen 1645/ III 511
Mund 1338/ III 204
Nase 1299/ III 165
Nieren 1833/ III 699
Ohren 1251/ III 117
Prostata 1835/ III 701
Rücken 787/ II 381
Zähne 1379/ III 245
Zunge 1394/ III 260

Schmerzen – zuckend 2014/ I 480
After 1784/ III 650
Augen 1191/ III 57
Bauch 1735/ III 601
Brust 697/ II 291
Genitalien, ml. 1922/ III 788
Harnblase 1840/ III 706
Harnröhre 1847/ III 713
Nase 1300/ III 166
Ohren 1252/ III 118
Rücken 791/ II 385
Zähne 1381/ III 247
Zunge 1394/ III 260

– zusammendrückend Kehlkopf 1464/ III 330
Kopf 370/ I 370
Genitalien, ml. 1922/ III 788
Rücken 792/ II 386

– zusammenschnürend Brust 646/ II 240
Genitalien, ml. 1922/ III 788
Genitalien, wbl. 1939/ III 805
Harnblase 1840/ III 706
Nieren 1833/ III 699

	Prostata 1835/ III 701 Rücken 792/ II 386 Zunge 1394/ III 260
Schmerzen – zusammen-ziehend	Augen 1191/ III 57 Bauch 1736/ III 602 Gaumen 1400/ III 266 Genitalien, ml. 1922/ III 788 Genitalien, wbl. 1939/ III 805 Harnröhre 1848/ III 714 Kehlkopf 1464/ III 330 Kopf 370/ I 370 Mund 1338/ III 204 Nase 1300/ III 166 Nieren 1833/ III 699 Rücken 792/ II 386 Zähne 1381/ III 247 Zunge 1394/ III 260
– zwickend	Bauch 1736/ III 602
Schmerzlosig-keit	2015/ I 481 ⇒ Analgesie 1993/ I 459
Schnarchen	1479/ III 345
Schnee	Augen, Lichtscheu bei S. 1158, 1205/ III 24, 71 ⇒ Augen, helles Licht < 1172/ III 38
Schneeluft	2045/ I 511 Schnupfen in S. 1315/ III 181
Schneesturm	Rückenschmerzen vor S. 744/ II 338, II 339*)
Schnell	mit Gedanken 53/ I 53 im Handeln 87/ I 87 kann alles nicht schnell genug machen 27/ I 27
Schnippisch	abweisend 1/ I 1 ⇒ kurz angebunden 66/ I 66
Schnupfen	nach Diarrhoe 1745/ III 611 Fließschnupfen 1311/ III 177 mit Halsschmerzen 1314/ III 180 ⇒ Halsschmerzen durch Erkältung 1424/ III 290 ⇒ Halsschmerzen bei Niesen 1425/ III 291 Kopfhitze bei S. 192/ I 192

	Kopfschmerz bei S. 262/ I 262 ⇒ katarrhalischer Kopfschmerz 254/ I 254 Schwindel nach S. > 167/ I 167 Stockschnupfen 1312/ III 178
Schnur, Empfindung	Extremitäten wie mit S. gebunden 816/ II 410 Penis wie mit S. gebunden 1868/ III 734 vom Anus zum Nabel gespannt 1760/ III 626
Schock	durch Verletzung 1972/ I 438 in Herzgegend 617/ II 211
Schokolade	Abneigung 1552/ III 418 Durchfall nach S. 1745/ III 611 Herzschmerzen, morgens nach S. 658/ II 252 Verlangen 1619/ III 485
Schraubstock	Gefühl wie in einem S. bei Kopfschmerzen 315, 320 ff./ I 315, 320 ff. – wie in einem S. am Unterarm 816/ II 410
Schreck	87/ I 87 Angst nach S. 9/ I 9 Atemnot nach S. 1475/ III 341 Auffahren im S. 14/ I 14 erschrickt leicht 33/ I 33 Katalepsie nach S. 1950/ I 416 Kopfschmerzen nach S. 262/ I 262
Schreiben	fällt schwer, durch S. Ideen auszudrücken 87/ I 87 Fehler beim S. 35/ I 35
Schreib-krampf	892/ II 486
Schreien	Kinder schreien 88/ I 88 wegen Kleinigkeit 88/ I 88 ⇒ Kinder, überempfindlich 28/ I 28 Kind schreit, ehe Urin fließt 1804/ III 670 – – bei schmerzhaftem Urindrang und greift an Genitalien 1816/ III 682 – – bei Stuhlgang 88/ I 88
Schrotkugeln	Gefühl von S. in den Arterien, 2015/ I 481
Schrunden	rissige Haut 549/ II 143 an den Extremitäten 833/ II 427 ⇒ Risse in den Mundwinkeln 504, 517/ II 98, 111

Schüchtern
zaghaft 149/ I 149
⇒ verlegen 114/ I 114

Schulmädchen
Diarrhoe 1745/ III 611
Kopfweh 263/ I 263

Schulschwierigkeiten
der Kinder, → Fehler 35/ I 35
⇒ Konzentrationsschwäche 65/ I 65
⇒ Schüler, faul 34/ I 34
vergeßlich 113/ I 113
Verwirrung 115/ I 115
⇒ zerstreut 150/ I 150

Schulter
wie verrenkt 980/ II 574

Schulterblätter
737/ II 331, 332*)

Schulterblattschmerz
737 ff./ II 331 ff., 332 ff.*)

Schuppenbildung
auf dem Kopf 189, 215, 595/ I 189, 215, II 189
im Gehörgang 1223/ III 89

Schüttelfrost
411/ II 5

Schüttellähmung
1960/ I 426

Schütteln
Hände bei Taubheit, → Bewegung > 953/ II 547
Brust bei Husten 621/ II 215
Extremitäten 964/ II 558
Kopf, unfreiwillig 176/ I 176
des Kopfes < 255/ I 255

Schwäche
1972/ I 438
abnorme S. bei geringster Anstrengung 1975/ I 441
Augen 1160, 1206/ III 26, 72
Bauch 1654/ III 520
Extremitäten 905, 914/ II 499, 508
Genitalien, ml. 1868/ III 734
Genitalien, wbl. 1891/ III 757
Harnblase 1819/ III 685
Herzgegend 642/ II 236
Kopf 215/ I 215
Magen, (Leere, Hinsein, Hungergefühl) 1578, 1581/ III 444, 447

Mentale Schwäche 73/ I 73
nervliche S. 81, 1979/ I 81, 445
Nieren 1799/ III 665
im Rücken durch Fluor vaginalis 717/ II 311
durch Schmerzen 1980/ I 446
durch Schwitzen 1980/ I 446

Schwachsinn Furcht vor S. 46/ I 46
⇒ Idiotie 63/ I 63
⇒ Furcht vor Gehirnerweichung 43, 126/ I 43, 126
Imbezillität 63/ I 63

Schwammig Haut 573/ II 167

Schwangerschaft 2054, 1907/ I 520, III 773
Abneigung gegen Freunde 1/ I 1
– gegen Gesellschaft 57/ I 57
Afterschmerz 1776, 1781/ III 642, 647
Albumin im Urin 1852/ III 718
Aufstoßen 1563, 1567, 1569 ff./ III 429, 433, 435 ff.
Bauch, empfindlich 1710/ III 576
Bauchschmerzen 1681, 1697, 1701/ III 547, 563, 567
Bewußtlosigkeit 20/ I 20
Brustkongestion 635/ II 229
Chorea 1946/ I 412
Diarrhoe 1745/ III 611
Doppeltsehen 1210/ III 76
Empfindlichkeit des Uterus 1897/ III 763
Entrüstung, Indignation 30/ I 30
Ekel vor Nahrung 1610/ III 476
Enuresis 1810/ III 676
Erbrechen 1592, 1596, 1598, 1600, 1602/ III 458, 462, 464, 466, 468
Erysipel des Gesichts 503/ II 97
Fluor vaginalis 1896/ III 762
Furcht 46/ I 46
Füße, ödematös geschwollen 940/ II 534
Gelbsucht II 559/ 153
Geruchssinn, empfindlich 1279/ III 145
Gesicht, gedunsen 521/ II 115
– bläulich 490/ II 84
Gesichtsschmerzen 532/ II 126

Gesichtszucken 525/ II 119
Gliederschmerzen, reißend im Unterschenkel und Fuß 1063, 1065/ II 657, 659
Haarausfall 185/ I 185
Hämorrhoiden 1764/ III 630
Harnblase, Entleerung häufig, nachts 1806/ III 672
Harndrang, schmerzhaft 1816/ III 682
Hautkälte 571/ II 165
Herz, Gefühl es höre auf zu schlagen 617/ II 211
Herzklopfen 632/ II 226
– bei den ersten Kindesbewegungen 629/ II 223
Hitze im Oberschenkel 859/ II 453
Husten 1507/ III 373
Jucken der Genitalien 1890/ III 756
Jucken der Vagina 1890/ III 756
Kalte Füße 882/ II 476
Kindesbewegungen 1908/ III 774
Konvulsionen 1956/ I 422
Kopfschmerzen 263/ I 263
Kopfvergrößerung, Gefühl von 224/ I 224
Krampfadern 1958/ I 424
Krampfadern am Unterschenkel 958/ II 552
Lähmung des Fußes 907/ II 501
Magenschmerzen 1627, 1641/ III 493, 507
Magenvölle 1584/ III 450
Knoten in der Mamma 639/ II 233
Schmerzen der Mammae 661, 669, 694/ II 255, 263, 288
Mannstollheit 71/ I 71
Menses 1901/ III 767
Mundgeschmack nach Blut 1325/ III 191
saurer Mundgeschmack 1329/ III 195
schmerzhafte Muskelkrämpfe 891, 894, 897/ II 485, 488, 491
Obstipation 1751/ III 617
Ohnmacht 1965/ I 431
Ovarialschmerzen 1925/ III 791
Prolaps der Vagina 1912/ III 778
Pulsieren, äußerlich 1998/ I 464
Rückenschmerzen 756, 773, 784/ II 350, 367, 378
Ruhelosigkeit 85/ I 85

Schwäche der Beine 919, 920/ II 513, 514
Schwäche der Glieder 916/ II 510
Schläfrigkeit 387/ I 387
Schmerzen, im Uterus 1927/ III 793
– in den Ovarien 1925/ III 791
– abwärtsziehende, als wenn alles herauskommen wollte 1928/ III 794
– berstende, im Uterus 1929/ III 795
– brennende, in der Vagina 1930/ III 796
– krampfartige, im Uterus 1933/ III 799
– reißende, im Fuß 1065/ II 659
– reißende, im Unterschenkel 1063/ II 657
Schwellung der Genitalien 1888/ III 754
Schweregefühl der Extremitäten 925/ II 519
Schwerhörigkeit 1269/ III 135
Schwermut 92/ I 92
Schwindel 167/ I 167
Sexualtrieb, vermehrt 1910/ III 776
Simulation einer S. 94/ I 94
Singultus 1605/ III 471
Sodbrennen 1606/ III 472
– nachts 1605/ III 471
Speichelfluß 1341/ III 207
Todesfurcht 47/ I 47
Übelkeit 1614/ III 480
Verlangen nach merkwürdigen Dingen 1618/ III 484
Verwirrung 118/ 118, I 119*)
Weinen 146/ I 146
Wahn einer S. 136/ I 136
Zahnschmerzen 1369, 1376/ III 235, 242
Zupfen der Arme 815/ II 409

Schwanken bei Lähmung der Extremitäten 911/ II 505
bei Schwindel 167/ I 167

Schwarz vor den Augen bei Schwindel, Gesichtsfeld verdunkelt 168/ I 168
Abneigung gegen alles Schwarze 88/ I 88
schwarze Verfärbung äußerer Teile 1981/ I 447
Zähne schwarz 1353/ III 219
⇒ Blindheit, vorübergehende 1193/ III 59
⇒ Gangrän 1947, 560, 818/ I 413, II 154, 412

Schwarzbrot
Erbrechen nach S. 1589/ III 455
Übelkeit nach S. 1609/ III 475
Verlangen nach S. 1617/ III 483
< durch S. 1623/ III 489

Schwarz-werden
vor den Augen 168/ I 168
⇒ Schwinden des Sehvermögens 1195/ III 61

Schwatzhaft
56/ I 56
⇒ enthüllte Geheimnisse 30/ I 30
⇒ Klatschsucht 64/ I 64
⇒ Unbedachtsamkeit, indiskret*) 108/ I 63*), 108

Schweben
Gefühl von S. 167, 804/ I 167, II 398
Gefühl von Gleiten in der Luft 162/ I 162

Schwefel
Folgen von Mißbrauch 2054/ I 520
⇒ Gefühl nach Schwefeldämpfen beim Einatmen 1475/ III 341

Schweine-fleisch
2049/ I 515
Abneigung 1552/ III 418
Atemnot 1475/ III 341
Bauchschmerzen 1723/ III 589
Diarrhoe 1745/ III 611
Gastritis 1587/ III 453
Singultus 1605/ III 471
Verlangen 1617/ III 483
Verlangen nach Schinken und Speck 1619/ III 485

Schweiß
in den Achselhöhlen 643/ II 237
am Anus und Perineum 1765/ III 631
bei Atemnot 1475/ III 341
Abdomen 1668/ III 534
auf der Brust 642/ II 236
Diarrhoe nach Schweißunterdrückung 1745/ III 611
an den Extremitäten 928/ II 522
Folgen von Schweißunterdrückung, 2054, 467, 479/ I 520, II 61, 73
Genitalien, ml. 1875/ III 741
Genitalien, wbl. 1888/ III 754
der Füße 931/ II 525
Frösteln mit S. 410/ II 4
am Gesäß 930/ II 524
im Gesicht 518/ II 112

am Hals 1441/ III 307
bei Hitzewallungen 1950/ I 416
am Kopf 200, 201/ I 200, 201
Kopfschmerzen mit S. 263/ I 263
Kopfschmerzen durch Unterdrückung von Schweiß 263/ I 263
an Kreuz und Lenden 719/ II 313
Lähmung der Beine bei unterdrücktem Schweiß 907/ II 501
in der Magengrube 1605/ III 471
im Nacken 719/ II 313
an Ober- und Unterlippe 519/ II 113
am Rücken 718/ II 312
durch Schmerzen 478/ II 72
auf der Stirn 201/ I 201
fehlt bei Fieber und Kopfkongestion 179/ I 179
Schwäche durch Schwitzen 1980, 466/ I 446, II 60
übelriechend, zwischen den Oberschenkeln 931/ II 525
– in den Achselhöhlen 643/ II 237
– an den ml. Genitalien 1875/ III 741
unfähig zu schwitzen 574/ II 168
unfähig zu schwitzen bei Fieber 445/ II 39

Schwellung 1981/ I 447
Anus 1767/ III 633
Gefühl von Schwellung des Anus 1760/ III 626
Augen 1161/ III 27
Bauch, → Völle 1658/ III 524
Brust 623/ II 217
Drüsen 1982/ I 448
Eichel 1865/ III 731
Extremitäten 933/ II 527
Fuß bei Schwindsucht 940/ II 534
Gaumen 1398/ III 264
Genitalien, ml. 1865, 1882/ III 731, 748
Genitalien, wbl. 1888/ III 754
Gesicht 519/ II 113
Gesicht bei Zahnschmerzen 521/ II 115
Hals innen 1418/ III 284
Hals außen 1441/ III 307
Hand bei Schwindsucht 935/ II 529
Harnblase 1820/ III 686

	Harnröhre 1827/ III 693 Haut 572/ II 166 Kehlkopf 1454/ III 320 Mammae 640, 641/ II 234, 235 Mund 1336/ III 202 Oberlider 1162/ III 28 ödematöse S. 1982/ I 448 Parotis 521/ II 115 Prostata (Vergrößerung) 1802/ III 668 Schlüsselbein 635/ II 229 Submaxillardrüsen 522/ II 116 Vorhaut 1865/ III 731 Uterus 1911/ III 777 Zunge 1394/ III 260 Zahnfleisch 1339/ III 215
Schwellungs-gefühl	2015/ I 481 Drüsen 2016/ I 482 Extremitäten 933/ II 527 Gesicht 520/ II 114 Hals innen 1408/ III 274 Hals außen 1437/ III 303 Harnröhre 1825/ III 691 Kehlkopf 1447/ III 313 Kopf 216/ I 216 Mund 1322/ III 188 Nieren 1799/ III 665 Prostata 1801/ III 667 Wangen 522/ II 116 Zahnfleisch 1346/ III 212 Zunge 1384/ III 250
Schwere	der Auffassung 105/ I 105 ⇒ Antwort fällt schwer 11/ I 11 ⇒ Langsamkeit 68/ I 68
Schwere Speisen	Abneigung 1551/ III 417 Aufstoßen 1562, 1567/ III 428, 433 Erbrechen 1592/ III 458 Magenschmerzen 1627/ III 493 Übelkeit 1615/ III 481 < 2049/ I 515

Schwere-gefühl 2016/ I 482
Anus 1760/ III 626
Bauch 1655/ III 521
Extremitäten 924/ II 518
Genitalien, ml. 1869/ III 735
Genitalien, wbl. 1891/ III 757
Harnblase 1803/ III 669
Kopf 217/ I 217
Magen 1581/ III 447
Nierengegend 1799/ III 665
Rektum 1747/ III 613
Rücken 717/ II 311

Schwerhörig-keit 1267/ III 133
infolge Unterdrückung von Ausschlägen 1269/ III 135
infolge Unterdrückung von Fieber 1269/ III 135
durch vergrößerte Mandeln 1269/ III 135
nach Masern 1268/ III 134
nach Scharlach 1268/ III 134
für die menschliche Stimme 1269/ III 135

Schwermut bei Sonnenschein, Modalitäten 92/ I 92
bei schwülem Wetter, bei wolkigem Wetter 92/ I 92

Schwielen-bildung 575/ II 169
⇒ Hornhaut 832/ II 426

Schwindel *infolge Unterdrückung von Ausschlägen 162/ I 162*
mit Bewußtlosigkeit 20/ I 20
durch Gehirnerschütterung 162/ I 162
durch Kopfverletzung 164/ I 164
bei leerem Magen, → hungrig 163/ I 163
infolge Unterdrückung der Menses 165/ I 165
bei Sehen auf einen Punkt 167, 170/ I 167, 170

Schwinden der Gedanken 52/ I 52

Schwindsucht → Lungentuberkulose 638/ II 232
Furcht vor S. 47/ I 47

See Diarrhoe an der S., durch Seebad 1745/ III 611
Wohnen an der S. 431/ II 25
Seebad < 2026/ I 492

Seekrankheit 2054, 1614/ I 520, III 480

Seelenheil Seligkeit, Angst um S. 9/ I 9
Verzweiflung wegen S. 120/ I 120
Zweifel am S. 152/ I 152

Seelische Erregung → Gefühlserregung 32/ I 32
seelische Leiden mit körperlichen Symptomen, → Gemütskrankheit 54/ I 54

Seeluft Meeresluft 2045/ I 511

Sehen Abwärtssehen macht Schwindel 167/ I 167
Aufwärts- und Seitwärtssehen macht Schwindel 168/ I 168
Modalitäten des S. 1157 ff./ III 23 ff.
Sehfehler 1210/ III 76
Sehschwäche 1205 ff./ III 71 ff
psychisch: S. eines Messers macht schreckliche Gedanken 51/ I 51
– S. von Blut oder Messer macht Selbstmordgedanken 93/ I 93

Sehnenentzündung 817/ II 411

Sehnenhüpfen 1991/ I 457

Sehnenschmerzen 974/ II 568

Sehnenverkürzung der Handbeugesehnen 887/ II 481
⇒ Verhärtung der Fingersehnen 913/ II 507

Sehtäuschung 1203/ III 69
⇒ falsche Beurteilung von Entfernungen 29/ I 29
⇒ falsche Beurteilung von Größe 59/ I 59
⇒ Gegenstände erscheinen kleiner 65/ I 65

Seiten Modalitäten 2054/ I 520
abwechselnd und kreuzweise 2055/ I 521

Seitenlage Liegen auf der Seite 2043/ I 509
macht Atemnot 1473/ III 339
– Bauchschmerzen 1680/ III 546
– Brustschmerzen 653/ II 247
– Herzklopfen 631/ II 225
– Husten 1503/ III 369

– Kopfschmerzen 257/ I 257
– Magenschmerzen 1626/ III 492
im Schlaf 379/ I 379

Sektion
Verletzungen 1988, 958/ I 454, II 552
Abszeß am Arm nach S. 828/ II 422
Schwellung der Finger nach S. 936/ II 530

Selbstbeherrschung
Furcht, die S. zu verlieren 46/ I 46

Selbstmord
Angst macht Selbstmordgedanken 9/ I 9
Furcht vor S. 46/ I 46
⇒ fürchtet das Alleinsein, könnte sich ein Leid antun 69/ I 69
Gefühl, sich leicht morden zu können 70/ I 70
Lebensüberdruß, muß sich beherrschen, um sich nicht zu erschießen 70/ I 70
Neigung zu S. 93/ I 93
Wegen Kränkung plötzlicher Impuls zu S. 105/ I 105
Wahnsinn treibt ihn zum S. 70/ I 70

Selbstprüfung
Selbstbetrachtung, Introspektion 92/ I 92
⇒ nachdenklich 73/ I 73

Selbstüberhebung
Selbstüberschätzung 94/ I 94
⇒ verachtungsvoll 112/ I 112

Selbstvertrauen
Mangel an S. 94/ I 94
⇒ ängstlich 83/ I 83
⇒ Verlangen nach guter Meinung anderer 114/ I 114
⇒ fühlt sich verlassen 114/ I 114
⇒ zaghaft 149/ I 149

Selbstvorwürfe
→ tadelt sich selbst 101/ I 101
⇒ Reue 81/ I 81

Senkung
Ptosis, Herunterhängen der Lider 1153/ III 19
der Gebärmutter, Gefühl, als ob Gebärmutter herauskommen wollte 1928/ III 794
der Gedärme, Gefühl von Herausfallen 1650/ III 516
des Magens, Gefühl von Heruntersinken 1576/ III 442

Sensibilität 27, 1994/ I 27, 460

Sentimentalität vor Menses und bei Mondschein 94/ I 94

Sepsis 1983/ I 449
mit Diarrhoe 1741/ III 607
septisches Fieber 445, 449/ II 39, 43

Seufzen 94/ I 94
⇒ Stöhnen 99/ I 99
⇒ seufzender Atem im Schlaf 1480/ III 346
⇒ stöhnender Atem 1480/ III 346

Sexualtrieb ml. S. 1882/ III 748
wbl. S. 1909/ III 775

Sexuelle Ausschweifung Folgen 2056/ I 522
psychische Folgen 94/ I 94
Kopfschmerzen nach sexueller A. 263/ I 263

Sexuelle Erregung < 2056/ I 522
abwechselnd mit religiöser Verzweiflung 120/ I 120

Sexuelles Verlangen *Unterdrückung, Modalitäten 2056/ I 522*
Unterdrückung macht Beschwerden 1883/ III 749
Unterdrückung macht Kopfschmerzen 263/ I 263

Sickerblutung aus der Nase 1287/ III 153
aus der Mundschleimhaut 1335/ III 201

Silbernitrat Mißbrauch, Schnupfen nach S. 1307/ III 173

Silicea Mißbrauch 2056/ I 522

Silikose Steinstauberkrankung 2058/ I 524
Lungentuberkulose der Steinhauer 638/ II 232

Singultus 1603/ III 469
nach Alkohol 1604/ III 470

Sinnestäuschung 120/ I 120

Sinus frontalis 1308/ III 174
⇒ Augenschmerz, erstreckt sich zum S. 1175/ III 41
⇒ Schnupfen, erstreckt sich zum S. 1316/ III 182

⇒ Schnupfen, chronisch, mit Stirnkopfschmerz 300/ I 300
⇒ Schwere in den Stirnhöhlen 222/ I 222
⇒ Gefühl von Völle durch Stirnhöhlenentzündung 1278/ III 144

Sinus maxillaris
→ Katarrh erstreckt sich zum S. 1308/ III 174
⇒ Abszeß der Kieferhöhlen 481/ II 75

Sinusitis
→ katarrhaler Schmerz 254/I 254

Sitzen
Modalitäten 2056/ I 522
Angst im S., Modalitäten 9/ I 9
Anus, Empfindlich im S. 1758, 1760, 1761/ III 624, 626, 627
- Jucken 1759/ III 625
- Schmerzen 1770/ III 636
Atemnot 1475/ III 341
Atemgeräusch 1478/ III 344 ff.
Bauchschmerzen, Modalitäten 1681/ III 547
Spannung im Bauch 1656, 1657/ III 522, 523
Bauchvölle > im S. 1658/ III 524
Brustschmerzen, Modalitäten 654/ II 248
Brust, zusammenschnüren im S., Modalitäten 646/ II 240
Extremitäten schmerzen im S. 969/ II 563
- schmerzhafte Muskelkrämpfe 892 ff./ II 486 ff.
- Spannung 806 ff./ II 400 ff.
- Steifheit der Gelenke 810, 812, 813/ II 404, 406, 407
- Taubheit 941, 943, 944, 946 ff./ II 535, 537, 538, 540 ff.
- Unruhe 956, 957/ II 550, 551
- Zittern 960, 962, 964/ II 554, 556, 558
Harnblase, Drang 1816/ III 682
Harnblase, Drang im S., anhaltend 1813/ III 679
- Schmerzen 1835, 1837 ff./ III 701, 703 ff.
Harnröhre, stechender Schmerz 1846/ III 712
Kopfschmerzen, Modalitäten 263/ I 263
Magenschmerzen, Modalitäten 1627, 1628, 1634 ff./ III 493, 494, 500 ff.
- Sodbrennen bei gebeugtem S. 1606/ III 472
- Übelkeit, Modalitäten 1614/ III 480

Mattigkeit, Müdigkeit 1961, 1962/ I 427, 428
Neigung und Abneigung zum S. 95/ I 95
Nieren, Schmerzen 1830, 1831, 1833/ III 696, 697, 699
Ohnmacht 1965/ I 431
Prostata, Schmerzen 1834/ III 700
Rücken, Hitze 711, 712/ II 305, 306
– Kälte 714, 715/ II 308, 309
– Schwäche 717/ II 311
– Steifheit 705, 706/ II 299, 300
– Schmerzen, Modalitäten 729/ II 323
– – Orte 735/ II 329
– – Empfindungen 754 ff./ II 348 ff.
Schlaf, Einschlafen 371, 372/ I 371, 372
Schläfrigkeit 387/ I 387
Schwindel, Modalitäten 168/ I 168
Stuhldrang 1755/ III 621
Steif und still sitzen 96/ I 96
Ungeduld 110/ I 110
Zahnschmerzen 1370/ III 236

Skabies Krätze 594/ II 188
Husten infolge Unterdrückung von S. 1500/ III 366
Ozäna 1310/ III 176

Sklerosen Extremitäten 905/ II 499
Haut 575/ II 169
– im Gesicht 487/ II 91
– an den Extremitäten 832/ II 426
Muskeln und Sehnen 913/ II 507
Rückenmark 720/ II 314
multiple S. → Lähmung der Extremitäten 905/ II 499
Verhärtungen 1986/ I 452

Skorbut 1983, 1350/ I 449, III 216
blutend 1345/ III 211

Skorbutische Geschwüre 1347/ III 213

Skotom Flimmerskotom 1201/ III 67
zentrales S. 1205/ III 71

Skrofulöse Augenentzündung 1147/ III 13

Skrofulose Augenaffektionen 1162/ III 28
chronisch trockener Husten bei skrofulösen Kindern 1534/ III 400

Skrotum Feuchtigkeit zwischen S. und Schenkel 1877/ III 743
Wundheit zwischen S. und Schenkel 1875/ III 741

Smegma maskulin 1865/ III 731
feminin 1888/ III 754

Sodbrennen 1605/ III 471
⇒ Aufstoßen, sauer 1566/ III 432

Sohlen Haut, an den S., hart 832/ II 426
Hitze, entblößt S. 861/ II 455
Jucken 871/ II 465
Krampf 904/ II 498
Schmerz 1017/ II 611
brennender Schmerz 1032/ II 626
– – im Bett 1033/ II 627

Sommer 2057/ I 523
Augenentzündung 1147/ III 13
Diarrhoe 1742/ III 608
Fieber 459/ II 53
Frieren 433/ II 27
Kopfschmerzen 264/ I 264
Magenbeschwerden 1603/ III 469
Schwindel 168/ I 168

Sommerhitze > Husten 1527/ III 393
Ohnmacht bei S. 1965/ I 431
Schwäche bei S. 1978/ I 444

Sommersprossen 574/ II 168
an der Brust 621/ II 215
an den Fingern 822/ II 416
im Gesicht 496/ II 90
auf der Nase 1275/ III 141

Somnambulismus Schlafwandeln 86/ I 86
⇒ Schwäche nach Schlafwandeln 1980/ I 446

Sonderling → entfremdet der Gesellschaft 29/ I 29
⇒ vermeidet Anblick von Menschen 57/ I 57

⇒ Extravaganz und Exzentrizität 108/ I 108
⇒ Impuls, ungewöhnliche Dinge zu tun 110/ I 110

Sonne, Sonnenlicht
Augenschmerzen < durch S. 1172/ III 38
Benommenheit in der S. 17/ I 17
Blendung durch S. 1205/ III 71
Blutandrang zum Kopf durch Sonnenbestrahlung 179/ I 179
Folgen von Sonnenbestrahlung 2057/ I 523
Hautausschlag durch Sonnenbestrahlung 582/ II 176
Kopfschmerzen in der S. 264/ I 264
– durch Sonnenbestrahlung 283, 352/ I 283, 352
– in der Stirn durch S. 295/ I 295
– stechend in der Stirn durch S. 358/ I 358
– Empfindungen 304, 315, 320, 354, 358, 362, 366/ I 304, 315, 320, 354, 358, 362, 366
Lichtscheu 1158/ III 24
Modalitäten 2041/ I 507
Schwindel 169/ I 169
Verlangen nach S. bei Frost 435/ II 29
Verlangen nach Sonnenschein 114/ I 114

Sonnenhitze
Fieber durch S. 459/ II 53
Hautausschlag wie durch S. 582/ II 176
Kopfschmerzen im Hinterkopf, < durch S. 275/ I 275
Schwäche im Kopf 1978/ I 444
Schwere im Kopf 219/ I 219
Schwindel 163/ I 163
Übelkeit 1614/ III 480
ziehende Kopfschmerzen, > durch S. 366/ I 366
Zusammenschüren im Kopf, > durch S. 233/ I 233

Sonnenlauf
Augenschmerzen von Aufgang bis Untergang 1173/ III 39
Gesichtsschmerzen kommen und gehen mit S. 532/ II 126
Kopfschmerzen kommen und gehen mit S. 236/ I 236
– nehmen zu und ab mit S. 237/ I 237

Sonnenstich
222, 2057/ I 222, 523
Augen stieren, starren bei S. 1138/ III 4

Soor
1332/ III 198

Sorgfalt
Behutsamkeit 15/ I 15
⇒ gewissenhaft, peinlich in Kleinigkeiten 74/ I 74
⇒ Kleinigkeiten erscheinen wichtig 65/ I 65
⇒ heikel, mäkelt 120/ I 120
⇒ ruhelos, wenn Dinge nicht am rechten Platz 85/ I 85
⇒ sorgt sich um Kleinigkeiten 96/ I 96

Spannungsgefühl
2016/ I 482
Anus 1760/ III 626
Augen 1144/ III 10
Bauch 1655/ III 521
Brust 644/ II 238
Extremitäten 804/ II 398
Gaumen 1397/ III 263
Genitalien, ml. 1869/ III 735
Genitalien, wbl. 1891/ III 757
Gesicht 486, 522/ II 80, 116
Hals innen 1408/ III 274
– außen 1437/ III 303
Harnblase 1803/ III 669
Harnröhre 1825/ III 691
Kehlkopf 1447/ III 313
Kniekehle 807/ II 401
Kniekehlensehne 806/ II 400
Kopf 231/ I 231
Magen 1582/ III 448
Rücken 702/ II 296
Stirn 222/ I 222
Zähne 1352/ III 218

Sparsamkeit
→ Geiz 55/ I 55

Spasmen
in der Brust, hysterische 636/ II 230
im Hals innen 1412/ III 278
Spasmophilie, Krampfbereitschaft, → Konvulsionen, innerlich 1954/ I 420
→ Konvulsionen, tetanisch 1956/ I 422

Spaßen
Heiterkeit 60/ I 60
Possen spielen 96/ I 96
⇒ Frohsinn 38/ I 38
⇒ humorvolle Gedanken 52/ I 52
⇒ Munterkeit 72/ I 72
witzig 148/ I 148

Spät gehen lernen 884/ II 478
sprechen lernen 77/ I 77

Speck > 2049/ I 515
Verlangen nach S. 1619/ III 485

Speichel 1338/ III 204
fadenziehend 1338/ III 204
Speichelfluß 1340, 1614/ III 206, 480
Unterdrückung 1339/ III 205
– bei zahnenden Kindern 1339/ III 205

Speisen Nahrungsmittel und Getränke, Modalitäten 2046/ I 512
Anblick < 2046/ I 512
fette S. 2047, 1587/ I 513, III 453
Geruch < 2047/ I 513
Anblick und Geruch macht Übelkeit 1615/ III 481
schmecken bitter 1324/ III 190
– schlecht 1329/ III 195
schwere S. 2049/ I 515

Speisereste Gefühl von Speiseresten in den Choanen 1277/ III 143
– – – in der Speiseröhre 1408/ III 274

Speiseröhre 1401/ III 267
Entzündung 1410/ III 276
Fremdkörper 1405/ III 271
Schmerzen 1427, 1433/ III 293, 299
spürt Speisen der S. entlang bis zum Magen 1415/ III 281
Spasmen 1412/ III 278
Striktur 1415/ III 281

Spermatorrhoe 1881/ III 747
⇒ Samenverlust 2052/ I 518
Schwäche nach S. 1980/ I 446

Spezifisches Gewicht des Urins 1854/ III 720

Sphinkterschwäche 1819/ III 685

Spina bifida 721/ II 315

Spinalirritation Rückenmarkreizung 785/ II 379

Spinnwebengefühl
im Gesicht 486/ II 80
an den Händen 809/ II 403

Spirituosen → Branntwein 2025/ I 491

Splittergefühl
Brust 677/ II 271
Hals 1434/ III 300
Harnröhre 1846/ III 712
Panaritium 819/ II 413

Splitterschmerz
2009/ I 475
Anus 1780/ III 646
Brust 677/ II 271
Haut 557, 602/ II 151, 196

Splitterverletzung
1988/ I 454
⇒ Glassplitter 958/ II 552
⇒ Panaritium durch Splitter 819/ II 413

Spötteln
96/ I 96
⇒ verachtungsvoll 112/ I 112
⇒ geringschätzig 56/ I 56

Sprache 96, 1341/ I 96, III 207

Sprachfehler 35, 1342/ I 35, III 208

Sprechen
98, 2057/ I 98, 523
Abneigung gegen S. 1, 76/ I 1, 76
im Delirium 22/ I 22
lernt langsam S. 77/ I 77
redselig, geschwätzig 56/ I 56
springt von einem Thema zum anderen 57/ I 57
spricht mit sich selbst 98/ I 98
⇒ reden 76/ I 76
⇒ unterhalten 110/ I 110

Springt
aus dem Bett 17, 98/ I 17, 98
aus dem Fenster 93, 98/ I 93, 98
ins Wasser 25/ I 25

Spuckt
den Leuten ins Gesicht 98/ I 98
auf den Fußboden 98/ I 98

Stagnieren
Gefühl von S. des Blutes 1994/ I 460
– – – in der Brust 613/ II 207

Stärkehaltige Speisen
Aufstoßen nach s. S. 1562/ III 428
Verlangen nach s. S. 1619/ III 485

Starre
Katalepsie 1950/ I 416

Starrkrampf
tetanische Steifheit 1956/ I 422
durch Verletzungen 1957/ I 423

Starrsinn
26/ I 26
⇒ Hartnäckigkeit 59/ I 59
⇒ widerspenstig 147/ I 147

Staub
Asthma durch Einatmen von S. 1467, 1475/ III 333, 341
Hustenreiz wie durch S. 1517/ III 383
Gefühl von S. am Kehlkopf 1447/ III 313
Steinstaub, Folgen durch Einatmung 2058/ I 524

Stauung
Blutstau, Gefühl von Stagnation in der Brust 613/ II 207

Stehen
Angst beim S. 9/ I 9
Anus, unwillkürliche Darmentleerung im S. 1766/ III 632
– Hämorrhoiden, S. < 1764/ III 630
– Schmerzen im S. < 1770/ III 636
Atemnot, Modalitäten 1475/ III 341
Atmung, schnell 1482/ III 348
– unregelmäßig 1483/ III 349
Bauchschmerzen, Modalitäten 1681/ III 547
– Orte 1693, 1695/ III 559, 561
- Empfindungen 1701 ff./ III 567 ff.
Brustschmerzen, Modalitäten 654/ II 248
– Orte 665/ II 259
– Empfindungen 667 ff./ II 261 ff.
Brustzusammenschnüren, Modalitäten 646/ II 240
Extremitäten, Pulsieren 802/ II 396
– schmerzhafte Muskelkrämpfe 892 ff./ II 486 ff.
– Schwäche 916 ff./ II 510 ff.
– Schwere 927, 928/ II 521, 522
– Taubheit 943, 951, 952/ II 537, 545, 546
– Unruhe 957/ II 551
– Zittern 959/ II 553
– Zucken 903/ II 497
Fieber 460/ II 54

Genitalien, ml., Hodenschmerzen < im S. 1913, 1916/ III 779, 782
Genitalien, wbl., Fluor vaginalis durch S. 1896/ III 762
– – Menses verstärkt durch S. 1900, 1902/ III 766, 768
– – Schmerzen der Ovarien 1925, 1928, 1936, 1938/ III 791, 794, 802, 804
– – Schmerz des Uterus 1929/ III 795
– – Gefühl der Schwere des Uterus 1891/ III 757
– – Schmerzen der Vagina 1936/ III 802
– Empfindungen 1025 ff./ II 619 ff.
Gesicht, Hitze 513/ II 107
– Schweiß 519/ II 113
– Schmerzen 533, 540, 544/ II 127, 134, 138
Gliederschmerzen, Orte 996 ff./ II 590 ff.
Herz, Herzklopfen 632/ II 226
Herzschmerzen 659, 671/ II 253, 265
Harnblase, Enuresis 1810/ III 676
– Entleerung nur im S. 1807/ III 673
– Harndrang 1816/ III 682
– vergeblicher Harndrang 1817/ III 683
– Schmerzen 1835, 1837, 1839/ III 701, 703, 705
Harnröhre, Schmerzen 1840, 1842, 1846, 1847/ III 706, 708, 712, 713
Husten, Modalitäten 1507/ III 373
Kopf, Blutandrang 179/ I 179
– Pulsieren 209/ I 209
– Schwäche 220/ I 220
– Schwere 220/ I 220
Kopfschmerzen, Modalitäten 264/ I 264
– Orte 275/ I 275
– Empfindungen 309/ I 309
Magenschmerzen, Modalitäten 1628/ III 494
– Empfindungen 1634, 1637, 1641/ III 500, 503, 507
Magen, Übelkeit, Modalitäten 1615/ III 481
Nierenschmerzen im S. > 1830/ III 696
Nierenschmerzen, Empfindungen 1832, 1833/ III 698, 699
Ohnmacht 1966/ I 432
Ohrenschmerzen 1232, 1245, 1249/ III 98, 111, 115

Ohrengeräusche im S. > 1256/ III 122
Prostataschmerzen 1834/ III 700
Pulsieren äußerlich 1998/ I 464
– in den Ovarien 1891/ III 757
Rücken, Spannung 703, 704/ II 297, 298
– Steifheit 705/ II 299
– Schwäche, S. fast unmöglich 717/ II 311
– Schweregefühl, S. > 718/ II 312
Rückenschmerzen, Modalitäten 730/ II 324
– Orte 735 ff./ II 329 ff.
– Empfindungen 757 ff./ II 351 ff.
Schlaf, Einschlafen 372/ I 372
Schläfrigkeit 388/ I 388
Schwäche 1980/ I 446
– Schwindel 169/ I 169
Stuhldrang 1755/ III 621
Trägheit, mentale, 107/ I 107
Verwirrung 119/ I 119
Wasser, S. im Wasser, S. und Naßwerden der Füße 2050/ I 516
Wasser, ⇒ Atemnot bei S. im Wasser 1475/ III 341, 342*)

Steif
Sitzt steif 96/ I 96
⇒ Kind macht sich steif, wenn man es trägt 100/ I 100

Steifheit
des Rückens 704 ff./ II 298 ff.
Versteifung, Ankylose 883/ II 477

Steifheitsgefühl
Augäpfel 1145/ III 11
Extremitäten 809/ II 403
Gelenke 810/ II 404
Hals 1438/ III 304
Kopf 222/ I 222

Steigen
Modalitäten 2058/ I 524
Brustbeklemmung bei Aufwärtssteigen 610/ II 204
Brust, Völle bei Aufwärtssteigen 618/ II 212
– Schmerzen bei S., Empfindungen und Orte 667 ff./ II 261 ff.
Gliederschmerzen, Ischias bei S. 998/ II 592
Kopf, Pulsieren bei S. 209/ I 209
– Schwindel bei S. 169/ I 169

	Wadenkrampf bei S. und Heruntersteigen 895/ II 489 ⇒ Treppensteigen macht Atemnot 1476/ III 342 ⇒ Treppensteigen macht Herzklopfen 632/ II 226
Stein	Blasenstein 1819/ III 685 Nierenstein 1862/ III 728
Steingefühl	Bauch 1655, 1657/ III 521, 523 Bauchschmerzen 1706/ III 572 Harnblase 1803/ III 669 Harnröhre 1825/ III 691 Magen 1583/ III 449 Stirn 222/ I 222
Steißbein	Schmerzen 749/ II 330*), 343 *Schmerzen nach Unterdrückung der Menses 750/ II 331*), 344* Verletzung 785/ II 379
Stelle	Schmerzen an kleiner, umschriebener S. 2013/ I 479
Stellungen	Haltungen, komische, wunderliche 98/ I 98 ⇒ lächerliche S. 49/ I 49
Stenokardie	626/ II 220
Stenosen	1985/ I 451
Sterben	Furcht zu sterben, Furcht vor dem Tod 46/ I 46 Furcht zu sterben, beim Alleinsein 41/ I 41 glaubt, er müsse sterben 137/ I 137 Gefühl im Magen, wie zum S. 1583/ III 449 Schwäche zum S. 1981/ I 447
Sternocleido-mastoideus	Muskel, Lähmung des S. 1439/ III 305
Sternum	Schmerzen 657/ II 251 Zusammenschnüren 646/ II 240
Stiche	2009/ I 475
Stieren	der Augen 1137/ III 3 ⇒ Delirium 22/ I 22
Stille Natur	verlangt Ruhe und Stille 99/ I 99

Stillen, stillende Frauen

2058/ I 524
Auswurf, blutig, während Stillperiode 1541/ III 407
Blutung 1906/ III 772
Diarrhoe bei Stillenden 1745/ III 611
Diarrhoe nach Abstillen 1739/ III 605
Ekzem des Gesichtes bei Stillenden 502/ II 96
Erysipel des Gesichtes bei Stillenden 503/ II 97
Harnverhaltung nach Aufregung bei Stillenden 1818/ III 684
Hautausschläge in der Stillperiode 605/ II 199
Husten in der Stillperiode 1507/ III 373
Kopfschmerzen nach S. 264/ I 264
Lungentuberkulose bei stillenden Frauen 638/ II 232
Gefühl von Magenleere nach dem S. 1580/ III 446
Magenschmerzen durch S. 1628/ III 494
Mammae, Gefühl der Leere in den Mammae nach S. 616/ II 210
– Schmerzen in den Brustwarzen bei Abstillen 694/ II 288
– Schmerzen in den Brustwarzen wie mit einer Schnur 696/ II 290
– – in den Milchgängen 661/ II 255
– – in der anderen Mamma 661/ II 255
– Schmerzgefühl 677, 683/ II 271, 277
Menses in der Stillperiode 1899/ III 765
Metrorrhagie 1906/ III 772
Mund, Entzündung 1322/ III 188
Muskelkrämpfe, schmerzhafte im Rücken 715/ II 309
Nachwehen beim S. 1933/ III 799
Rückenschmerzen 730, 738, 760/ II 324, 332, 333*), 354
Schwäche 1981/ I 447
Tuberkulose 638/ II 232
Uterusschmerzen 1927/ III 793
– < durch S. 2058/ I 524
Wahn, ein Kind zu stillen 137/ I 137
weint während dem S. 146/ I 146
Zahnschmerzen während S. 1370/ III 236
Zittern nach S. 1990/ I 456

Stiller Kummer 66/ I 66
⇒ Kummer nach Ärger 151/ I 151

Stimme 1454/ III 320
Stimmen erscheinen fremd 110/ I 110
eigene S. erscheint fremd 125/ I 125

Stimmenhören 137/ I 137

Stimmlosigkeit 1457/ III 323

Stinkend Geruch, → übelriechend 1281/ III 147
Auswurf 1493, 1519, 1544/ III 359, 385, 386*), 410
Fäzes 1790/ III 656
Flatus 1749/ III 615
Fluor vaginalis 1896/ III 762
Hautausschlag 697/ II 191
Kopfschweiß 201/ I 201
Menses 1902/ III 768
Mundgeruch 1323/ III 189
Mundgeschmack 1331/ III 197
Mundgeschwüre 1333/ III 199
Ohrenabsonderung 1214/ III 80
Schnupfenabsonderung 1305/ III 171
Schweißgeruch 462/ II 56
– der Füße 932/ II 526
Tonsillenpfröpfe, käsige 1419/ III 285

Stirn Akne 501/ II 95
faltig, runzlig 482/ II 76
fettig 183, 497/ I 183, II 91
Haut, abblätternd 500/ II 94
Hautausschläge 500/ II 94
Hitze in der S. 193/ I 193
kalt 202/ I 202
Neigung zu Stirnrunzeln 99/ I 99
Stirnschweiß 201/ I 201

Stirnhöhle Sinus frontalis, Augenschmerz erstreckt sich bis zur S. 1175/ III 41
Katarrh erstreckt sich bis zur S. 1308/ III 174
Schnupfen erstreckt sich zur S. 1316/ III 182
Stirnhöhlenschmerz durch chronischen Schnupfen 300/ I 300

Schwere in der S. 222/ I 222
Völle der S. durch Entzündung 1278/ III 144

Stirnkopfschmerz 288 ff./ I 288 ff.
über den Augen 297 ff./ I 297 ff.
über der Nasenwurzel 300/ I 300
⇒ Nasenwurzelschmerz 1292/ III 158
in der Mitte der Stirn 300/ I 300

Stockschnupfen abwechselnd mit Fließschnupfen 1313/ III 179

Stöhnen Ächzen 99/ I 99
beim Atmen 1480/ III 346
⇒ krächzend 66/ I 66
⇒ seufzen 94/ I 94

Stolpern 911/ II 505
mit Gefühl von Bewegung im Kopf 175/ I 175

Stolz ⇒ geringschätzig 56/ I 56
→ hochmütig 61/ I 61
⇒ verachtungsvoll 112/ I I 112

Stomakaze 1333/ III 199

Stomatitis 1322/ III 188

Störenfried lästige Person 68/ I 68
quält jeden 75/ I 75
mischt sich in alles ein 27/ I 27
⇒ streitsüchtig 100/ I 100

Stoß → Verletzungen 1987/ I 453
⇒ Gefühl von Aufwärtsstoßen des Uterus beim Hinsitzen 1889/ III 755
Gefühl von Stößen im Magen 1583/ III 449

Stoßen Kind stößt 100/ I 100

Stottern 1342/ III 208
⇒ Fehler beim Sprechen 35/ I 35
⇒ S. beim Sprechen mit Fremden 32/ I 32

Strabismus Schielen 1154/ III 20

Strecken 1984/ I 450
Arme gestreckt 828/ II 422

Bauchschmerzen beim S., Modalitäten 1682/ III 548
Magenschmerzen, > durch S. 1628/ III 494
Rückenstrecken, Modalitäten 730/ II 324
⇒ Rückenschmerzen, wehtun beim Aufrichten 779/ II 373
⇒ Rückenschmerzen, aufrecht stehen beinahe unmöglich nach Sitzen 730/ II 324
⇒ Hinauflangen 727/ II 321
⇒ Recken und Strecken macht Schwindel 166/ I 166

Streicheln → reiben 2051/ I 517

Streitsüchtig händelsüchtig 100/ I 100
⇒ möchte kämpfen 64/ I 64
⇒ möchte schlagen 87/ I 87

Stridor im Kehlkopf 1452/ III 318
nocturnus 1453/ III 319

Strikturen 1985/ I 451
Harnröhre 1827/ III 693
Rektum 1753/ III 619
Tränenkanal 1163/ III 29

Strolcht umher 143/ I 143

Struma 1442/ III 308
⇒ Zusammenschnüren des Halses durch Schilddrüse 1438/ III 304

Stubenhocker → sitzende Lebensweise III 1751/ 617

Studenten und Schüler schlafen ein bei Unterricht 388/ I 388
schlafen 11 Uhr vormittags in einer Vorlesung ein 384/ I 384
Husten 1508/ III 374

Stuhldrang 1753/ III 619
anhaltend 1754/ III 620
aber nur Blähungen gehen ab 1749/ III 615
gleich nach dem Essen 1754/ III 620
fehlt in Gegenwart anderer 1754/ III 620
Kopfhitze 193/ I 193
bei schmerzhaftem Harndrang 1816/ III 682
bei vergeblichem Harndrang 1817/ III 683

bei erregenden Neuigkeiten 1754/ III 620
vergeblich, bei Obstipation 1752/ III 618
mit Prostataschmerzen 1834/ III 700
Rückenschmerzen 774, 775/ II 368, 369
Schmerzen vor S. 1840/ III 706
vor, während und nach Stuhlgang 1682, 1701, 1753/ III 548, 567, 619
Urinieren 1840/ III 706
Vaginalschmerzen 1929/ III 795
Gefühl von Zusammenschnüren des Bauches bei S. 1660/ III 526

Stuhlgang
Modalitäten 2058/ I 524
Afterblutung während und nach S. 1757/ III 623
Afterjucken vor S. 1759/ III 625
Aftertenesmus vor, während und nach S. 1783/ III 649
Afterschmerzen, Modalitäten 1770, 1776 ff./ III 636, 642 ff.
After, Gefühl wie zusammengeschnürt verhindert S. 1761/ III 627
Angst 9/ I 9
Angst im Bauch 1648/ III 514
Asthma > durch S. 1467/ III 333
Atemnot, Modalitäten 1475/ III 341
Augenschmerz während und nach S. 1173/ III 39
Bauch, Erschlaffung nach S. 1650/ III 516
– Kälte vor und nach S. 1652/ III 518
– Leere nach S. 1653/ III 519
– Schwere nach S. 1655/ III 521
– Gefühl des Zusammenschnürens 1660/ III 526
– Gefühl des Zusammenschnürens vor Diarrhoe 1660/ III 526
Bauchschmerzen, Modalitäten 1682/ III 548
– Orte 1687 ff./ III 553 ff.
– Empfindungen 1701 ff./ III 567 ff.
Brustschmerzen nach S. 654/ II 248
Brust, Zusammenschnüren beim S. 646/ II 240
Diarrhoe > Husten 1508/ III 374
Durst 1574/ III 440
Extremitäten, Frösteln nach S. 798/ II 392
– Hitze 859/ II 453
– Kälte im Fuß nach S. 882/ II 476

– Muskelkrämpfe 891/ II 485
– Muskelkrämpfe in der Wade nach S. 895/ II 489
– Schwäche nach S. 916, 920 ff./II 510, 514 ff.
– Zittern nach S. 959/ II 553
Fieber, Modalitäten 460/ II 54
Flatulenz, Modalitäten 1662, 1664/ III 528, 530
Frost, Modalitäten 433/ II 27
Frösteln vor, während und nach S. 410/ II 4
Gähnen 377/ I 377
Genitalien, ml., Erektionen 1873/ III 739
– – Samenverlust 1881/ III 747
Genitalien wbl., Schmerzen nach S. 1933/ III 799
– – Menses verstärkt 1902/ III 768
– – Metrorrhagie nach jedem S. 1856/ III 722
– – Uterusprolaps 1911/ III 777
– – Uterusschmerzen 1927 ff./ III 793 ff.
– – Vaginalprolaps 1912/ III 778
– – Vaginalschmerzen 1929/ III 795
Gliederschmerzen, Orte 590 ff./ II 996 ff.
– Empfindungen 1037 ff./ II 631 ff.
Harnblase, Schmerzen 1837, 1839/ III 703, 705
Harnröhre, Schmerzen während und nach S. 1842, 1845, 1846/ III 708, 711, 712
– Blutung 1824/ III 690
– Zusammenziehen vor S. 1826/ III 692
Herzklopfen bei und nach S. 632/ II 226
Ischias beim Pressen zum S. 998/ II 592
Kopf, Blutandrang vor, während und nach S. 179/ I 179
– Hitze nach S. 193/ I 193
– Kälte vor und nach S. 197/ I 197
– Kopfschweiß vor und bei S. 201, 202/ I 201, 202
– Pulsieren beim Pressen 209, 210/ I 209, 210
– Völle 226/ I 226
– nach S. > 227/ I 227
– Zucken während S. 230/ I 230
– Zusammenschnüren 233/ I 233
Kopfschmerzen, Modalitäten 264/ I 264
– Orte 275 ff./ I 275 ff.
– Empfindungen 302 ff./ I 302 ff.
Magen, Aufstoßen 1558 ff., 1562 ff., 1566, 1570/ III 424 ff., 428 ff., 432, 436
– Auftreibung > nach S. 1571/ III 437

– Brechwürgen 1594/ III 460
– Erbrechen 1592/ III 458
– Leere nach S. 1580/ III 446
– Heruntersinken nach S. 1576/ III 442
– Hunger nach S. 1558/ III 424
– Übelkeit, Modalitäten 1615, 1733/ III 481, 599
Magenschmerzen, Modalitäten 1628 ff./ III 494 ff.
– Empfindungen, Modalitäten 1434 ff./ III 500 ff.
Mattigkeit nach S. 1961/ I 427
Nasenbluten 1287/ III 153
Ohnmacht 1966/ I 432
Ohrenschmerzen 1233/ III 99
Ohrengeräusche 1256 ff./ III 122 ff.
Prostata, Sekretion bei S. 1801/ III 667
– Schmerzen nach S. 1834/ III 700
Rücken, Kälte vor, während und nach S. 714/ II 308
– Schaudern 702/ II 296
– Schwäche nach S. 717/ II 311
– Schweiß 719/ II 313
– Steifheit nach S. 705/ II 299
Rückenschmerzen, Modalitäten 730/ II 324
– Orte 735 ff./ II 329 ff.
– Empfindungen 757 ff./ II 351 ff.
Schaudern 1972/ I 438
Schlaf, einschlafen nach S. 372/ I 372
Schläfrigkeit, Modalitäten 388/ I 388
Schweiß, Modalitäten 479/ II 73
Schwindel, Modalitäten 169/ I 169
Urintröpfeln nach S. 1807/ III 673
Urin unwillkürlich mit S. 1810/ III 676
Wirbelsäule, Schmerzen 751/ II 345

Stumpfbeschwerden 958, 975/ II 552, 569

Stumpfsinn Perzeption verlangsamt 105/ I 105
⇒ überlegt lange bei Antwort 11/ I 11

Stunde auf die S. wiederkehrende Beschwerden 2024/ I 490
Fieber, abends zur gleichen S. 441/ II 35
Frost, Frieren, Kälte, Periodizität nach dem Uhrzeiger 427/ II 21

Stupor 15/ I 15
⇒ Atmung, stertorös bei S. 1480/ III 346
bei Fieber 439/ II 33
⇒ S. kehrt nach der Antwort sofort zurück 11/ I 11
durch Unterdrückung von Hautausschlägen 16/ I 16

Sturm und Gewitter vor und während < 2062/ I 528
Atemnot bei stürmischem Wetter 1475/ III 341
Augenschmerzen vor und während S. 1173/ III 39
Handgelenkschmerzen bei stürmischem Wetter 987/ II 581
Husten vor S. und stürmischem Wetter 1509/ III 375
Kopfschmerzen vor S. 349/ I 349
– vor stürmischem Wetter 268/ I 268
Schmerz, reißend, im Fuß bei S. 1065/ II 659

Subinvolution des Uterus 1905, 1911/ III 771, 777

Sublingualdrüse Entzündung 487/ II 81
Schwellung 522/ II 116

Submaxillardrüsen → Halslymphdrüsen 1437/ III 303
Abszeß 481/ II 75
Entzündung 488, 536/ II 82, 130
Schwellung 522/ II 116
Verhärtung 484/ II 78

Submentaldrüse 484, 522/ II 78, 116

Summen im Kopf wie Glocken 202/ I 202

Sündenfurcht → Angst um das Seelenheil 9/ I 9
⇒ Gewissensangst 7/ I 7
⇒ zweifelt am Seelenheil 152/ I 152
Verzweiflung, religiöse, während Unterdrückung der Menses 120/ I 120

Suppe Abneigung 1553/ III 419
Angst, banges Gefühl nach S. 9/ I 9
Aufstoßen 1562/ III 428
Bauchauftreibung 1662/ III 528
Bauchschmerzen 1682, 1716/ III 548, 582

Brechwürgen 1594/ III 460
Diarrhoe 1745/ III 611
Erbrechen 1593, 1602/ III 459, 468
Kopfhitze 193/ I 193
Magenschmerzen 1628/ III 494
Sodbrennen 1606/ III 472
Übelkeit 1615/ III 481
Verlangen 1619/ III 485
Verlangen nach warmer S. 1620/ III 486
Völle des Magens 1584/ III 450

Suprasternalgrube Gefühl von Druck in der S. 1444/ III 310
Klumpen in der S. 1437/ III 303
⇒ Klumpen in der Halsgrube 1446/ III 312
Hustenreiz in der Halsgrube 1522/ III 388

Süßigkeiten 2049/ I 515
Abneigung 1553/ III 419
Aufstoßen 1567/ III 433
Galleerbrechen mit Kopfschmerzen 1597/ III 463
Halsschmerzen 1426/ III 292
Halsempfindlichkeit 1433/ III 299
Husten, < durch S. 1505/ III 371
Kopfschmerzen 265/ I 265
Schlucken, erschwert durch S. 1417/ III 283
Verlangen 1619/ III 485
Zahnschmerzen 1370/ III 236

Sykosis 1985/ I 451
⇒ Lungentuberkulose sykotisch 638/ II 232

Sympathie → Mitgefühl 71/ I 71
herzlich 61/ I 61

Synechien Adhäsionen der Iris 1148/ III 14

Synovitis Schleimbeutelentzündung 817, 886/ II 411, 480

Syphilis 1985/ I 451
Albuminurie 1852/ III 718
Augenentzündung 1147/ III 13
Diarrhoe bei vorzeitig Gealterten mit syphilitischer Dyskrasie 1739/ III 605
Gesichtsausschlag, syphilitischer 509/ II 103
Gliederschmerzen, syphilitische 969/ II 563
– der Finger II 990/ 584

Genitalien, ml., syphilitischer Hautausschlag 1876/ III 742
– ml., Schanker 1874/ III 740
Halsschleimhaut, syphilitische Affektionen 1416/ III 282
Hautausschläge, syphilitische 595/ II 189
Hautgeschwüre, syphilitische 568, 597/ II 162, 191
Impotenz durch S. 1872/ III 738
Iritis, syphilitische 1148/ III 14
Kehlkopf, syphilitische Entzündung 1449/ III 315
Ozäna, syphilitische 1310/ III 176
Psoriasis, syphilitische 593/ II 187
– des Handtellers 947/ II 441
Mundgeschwüre, Plaques muqueuses 1333, 1336/ III 199, 202
Roseola, syphilitische 594/ II 188
Rupia, syphilitische 594/ II 188
Rupia, syphilitische, am Unterarm 843/ II 437
Tuberkel, syphilitische 597/ II 191
Unterschenkel 831/ II 425
Uvula, syphilitisches Geschwür 1412/ III 278
Wucherungen der Haut, syphilitische 577/ II 171
Zunge, syphilitisches Geschwür 1388/ III 254
⇒ Geschwüre der Haut 568, 597/ II 162, 191
⇒ Geschwür, syphilitisch-mercuriell, am ml. Genitale 1874/ III 740

Syphiliphobie Angst vor S. 46/ I 46

Szirrhus 1959/ I 425
im Gesicht 524/ II 118

T

Tabak
Modalitäten 2059/ I 525
Abneigung 1553/ III 419
Aufstoßen 1561, 1562/ III 427, 428
Bauchschmerzen, Modalitäten 1682/ III 548
Blindheit, vorübergehende 1195/ III 61
Diarrhoe 1745/ III 611
Empfindlichkeit gegen Tabakgeruch 1280/ III 146
Gesichtsschmerzen 533/ II 127
Herzklopfen 632/ II 226
Hitzewallungen in der Brust 633/ II 227
Kitzeln im Kehlkopf 1446/ III 312
Kopfschmerzen in der Stirn 294/ I 294
Ohrenschmerzen 1233/ III 99
Schlaflosigkeit 383/ I 383
Schlucksen 1604/ III 470
schmeckt bitter 1325/ III 191
– sauer 1329/ III 195
– süßlich 1330/ III 196
– teigig 1331/ III 197
Schwinden des Sehvermögens 1195/ III 61
übelriechend 1331/ III 197
Verlangen 1619/ III 485
kauen < Zahnschmerzen 1368/ III 234
Zittern der Extremitäten nach Zigarrenrauchen 960/ II 554
Zittern der Hände 962/ II 556

Tadel
Tadelsüchtig 101/ I 101
Furcht, getadelt zu werden 43/ I 43
⇒ weint bei Ermahnung 144/ I 144
⇒ weint bei Vorwürfen 147/ I 147

Tageslicht
< 1641, 1158/ I 507, III 24

Talgzyste
eiternde, rezividierende 1987/ I 452

Tändelt
mit allem 65/ I 65
⇒ kindisches Benehmen 64/ I 64

Tanzen
wie wild 101/ I 101
⇒ Wildheit 148/ I 148

Entzündung der Füße durch T. 818/ II 412
– der Unterschenkel durch T. 817/ II 411

Tatkraft
→ tätig sein 101/ I 101
⇒ geschäftig 56/ I 56

Taubheit
1269/ III 135
infolge eines Traumas 1268/ III 134
schwerhörig 1267/ III 133

Taubheitsgefühl
1617/ I 483
After 1760/ III 626
Bauch 1657/ III 523
Brust 617/ II 211
Extremitäten 941/ II 535
Gaumen 1397/ III 263
Genitalien, ml. 1869/ III 735
– wbl., 1891/ III 757
Gesicht 487, 533/ II 81, 127
Hals außen 1438/ III 304
– innen 1408/ III 274
Haut 557/ II 151
Harnröhre 1925/ III 691
Kopf 223/ I 223
Mamma 618/ II 211
Mund 1322/ III 188
Nase 1277/ III 143
Nieren 1799/ III 665
Ohren 1218/ III 84
Rücken 719/ II 313
Zahnfleisch 1346/ III 212
Zunge 1384/ III 250
der Teile, auf denen man liegt 2018/ I 484

Täuschung
→ alles erscheint unwirklich 111/ I 111
⇒ glaubt, es sei nicht ihr Ehemann 124/ I 124
⇒ glaubt, es sei nicht ihr Kind 130/ I 130
alles ist T., → fremd 37/ I 37
⇒ entfremdet 29/ I 29
⇒ wie im Traum 107/ I 107
⇒ ungewöhnlich 110/ I 110
⇒ nicht wiedererkennen 147/ I 147

Tee 2049/ I 515
Abneigung 1554/ III 420
Bauchschmerzen, krampfend nach T. 1716/ III 582
Flatulenz 1664/ III 530
Gesichtsschmerzen < 533/ II 127
Husten < 1505/ III 371
Kopfschmerzen, Modalitäten 265/ I 265
Übelkeit 1515/ III 481
Verlangen 1620/ III 486
Zahnschmerzen 1370/ III 236

Teigwaren < 2049/ I 515
⇒ Mehl, Abneigung 1552/ III 418
Verlangen 1618/ III 484

Temperamentvoll → munter, lebhaft 72/ I 72

Temperaturwechsel von kalt zu warm < 2063/ I 529
< 2062/ I 528
⇒ Kopfschmerzen durch Warmwerden 267/ I 267

Tenesmus After 1782/ III 648
Harnblase 1816/ III 682
⇒ Harndrang, schmerzhaft 1815/ III 681
⇒ Stuhldrang, vergeblich 1752/ III 618
⇒ Zwang, quälend, nicht fester Stuhlgang 1755/ III 621

Termine Angst vor Terminen, → Verabredung 10/ I 10
⇒ Angst, wenn Zeit festgesetzt 10/ I 10
⇒ Erregung macht Diarrhoe 1740, 1746/ III 606, 612
⇒ Erwarten 32/ I 32
Ungeduld 109/ I 109

Tetanie 1956/ I 422

Tetanus → Krämpfe infolge Verletzung 1957/ I 423

Teufel Furcht, vom T. geholt zu werden 46/ I 46
sieht im Wahn den T. 137/ I 137

Thrombose 1943/ I 409
der Beinvenen 958/ II 552

Tibia Hypertrophie der T. 884/ II 478
Schmerzen in der T. 1012/ II 606

Tic convulsiv im Gesicht 524/ II 118

Tiere Furcht vor Tieren 46/ I 46
sieht im Wahn T. 137/ I 137
träumt von T. 399/ I 399

Tinnitus Ohrengeräusche 525/ III 119

Tobsucht → Raserei 75/ I 75

Todesgedanken 104/ I 104
⇒ Frohsinn bei T. 39/ I 39
Furcht vor dem Tod 46/ I 46
bei Herzleiden 47/ I 47
glaubt, er müsse sterben 137/ I 137
wünscht sich den Tod 103/ I 103
Todesahnung 104/ I 104

Todesstunde sagt T. voraus 75/ I 75

Tonsillarabszeß 1419/ III 285

Tonsillen Tonsillenentzündung 1410/ III 276
Tonsillengeschwüre 1412/ III 278
Tonsillenschmerzen 1427/ III 293
– brennende 1430/ III 296
– drückende 1431/ III 297
– reißende 1433/ III 299
– rohe 1434/ III 300
– stechende 1436/ III 302

Tonsillitis 1410/ III 276

Tortikollis 1439/ III 305

Töten Furcht, daß er t. könnte 45/ I 45
Impuls zu t. beim Anblick von Blut, Gewehr, Messer 51, 93, 94, 105/ I 51, 93, 94, 105
plötzlicher Impuls zu t. 105/ I 105
in der Wut versucht er Menschen zu t. 76/ I 76
Verlangen zu t. 104/ I 104
Verlangen zu t. bei Widerspruch 105/ I105

Trachom 1140, 1148/ III 6, 14

Tragen auf dem Rücken und auf dem Kopf < 2059/ I 525
möchte getragen werden 58/ I 58

Trägheit
der Auffassung 105/ I 105
des Körpers 1985/ I 451
⇒ Langsamkeit 68/ I 68
⇒ Abneigung gegen Bewegung 2028/ I 494
⇒ Schlaffheit 1947/ I 413

Trance
20/ I 20
⇒ bewegungslos wie eine Statue 18/ I 18
⇒ Benommenheit, Stupor 15/ I 15

Tränen
Tränenfluß 1163/ III 29
Tränenkanal, Striktur 1163/ III 29
Schmerzen 1176, 1188/ III 42, 54

Traum
fühlt sich wie im T. 20, 107/ I 20, 107

Traurig
abwechselnd mit Munterkeit 38, 39, 60, 72/ I 38, 39, 60, 72

Treppensteigen
Modalitäten 2058/ I 524
Angst 9/ I 9
Atemnot 1476/ III 342
– beim Treppenhinuntergehen 1477/ III 343
Atmung, beschleunigt beim T. 1482/ III 348
–, unregelmäßig beim T. 1484/ III 350
Bauchschmerzen 1682, 1695, 1716, 1717, 1723/ III 548, 561, 582, 583, 589
Brust, Herzklopfen 632/ II 226
– Herzzittern 619/ II 213
Empfindungen 1087, 1105 ff./ II 681, 699 ff.
Extremitäten, Schwäche 923 ff./ II 517 ff.
– Schwellung des Fußes 940/ II 534
– Zittern der Beine 962/ II 556
– Zittern der Füße beim Treppenhinuntersteigen 964/ II 558
Zittern der Knie 963/ II 557
Genitalien, wbl., Schmerzen abwärtszerrend 1929/ III 795
Gliederschmerzen 969/ II 563
– Orte 1002 ff./ II 596 ff.
Ischias 998/ II 592
Knieschmerzen 1009, 1088, 1096/ II 603, 682, 690
Kopf, pulsieren 211, 212/ I 211, 212
– Gefühl wie ein Schlag 214/ I 214

– wackeln 228/ I 228
– zucken 230/ I 230
Kopfschmerzen, Empfindungen 315, 326, 356/ I 315, 326, 356
Kopfschmerzen, Orte 265, 279, 288, 295/ I 265, 279, 288, 295
Magenschmerzen 1628, 1641/ III 494, 507
Magenschmerzen beim Treppenhinuntergehen 1645/ III 511
Ohrenschmerzen beim Treppenhinuntergehen 1233, 1249/ III 99, 115
Rückenschmerzen, Orte 735, 745/ II 329, 339
Schwindel beim Treppenhinabsteigen 154/ I 154
Sehen, vorübergehende Blindheit 1195/ III 61
Sehen, Trübsehen beim Treppenhinabsteigen 1209/ III 75

Trieb zu laufen 107/ I 107
⇒ Laufen < 2040/ I 506

Trigeminusneuralgie → Gesichtsschmerz, Orte 535 ff./ II 129 ff.
→ Gesichtsschmerz, Empfindungen 539 ff./ II 133 ff.
⇒ Gesichtsschmerz, unter den Augen 535/ II 129
⇒ Gesichtsschmerz, Jochbein 535/ II 129
⇒ Gesichtsschmerz, Kiefer 535/ II 129

Trinken Modalitäten 2059/ I 525
Angst 9/ I 9
Atemnot 1476/ III 342
Auswurf, T. < 1550/ III 416
Bauch, Auftreibung 1662/ III 528
– Geräusche 1667/ III 533
– Schwere 1655/ III 521
– Spannung 1656/ III 522
– Unbehaglichkeit, Völle 1658/ III 524
Bauchschmerzen 1683, 1689/ III 549, 555
– Empfindungen 1706 ff./ III 572 ff.
Brustbeklemmung 612, 646/ II 206, 240
Brustschmerzen von kaltem Wasser 654/ II 248
Diarrhoe durch Wassertrinken 1745/ III 611
Fieber, Modalitäten 460/ II 54
Frösteln 410/ II 4

Gemütsymptome 107/ I 107
Gliederschmerzen, T. < 969/ II 563
Hals, Krampf 1414/ III 280
– trocken, T. bessert nicht 1421/ III 287
Halsschmerzen, Modalitäten 1426, 1430/ III 292, 296
Harnblase, Harndrang 1816/ III 682
– Schmerzen, T. < 1835/ III 701
Herzklopfen 632/ II 226
Husten, Modalitäten 1508/ III 374
– trocken, Modalitäten 1535/ III 401
Kopfschmerzen 265, 315, 343/ I 265, 315, 343
Magen, Aufstoßen 1566/ III 432
– Erbrechen, Modalitäten 1593, 1594, 1595, 1599/ III 459, 460, 461, 465
– bitter 1595/ III 461
– Erbrechen von Blut 1596/ III 462
– Schleimbrechen 1600/ III 466
– Singultus 1605/ III 471
– Sodbrennen 1606/ III 472
– Übelkeit 1615/ III 481
Magenschmerzen 1628/ III 494
– Empfindungen 1634 ff./ III 500 ff.
Ohrenschmerzen 1233/ III 99
Ruhelosigkeit, T. < 85/ I 85
Rückenschmerzen 730/ II 324
Schnelles T. < 2059/ I 525
Schnupfen, kann nicht t. bei Verstopfung der Nase 1319/ III 185
Schreien 88/ I 88
Schüttelfrost 413/ II 7
Schweiß, Modalitäten 1207/ II 73
Schwindel 170/ I 170
Wassertrinken > Schwindel 170/ I 170
Uterus, abwärts zerrende Schmerzen 1929/ III 795
Verwirrung 119/ I 119
Wut beim T. und beim Versuch zu T. 76/ I 76
Zahnschmerzen, Modalitäten 1370/ III 236

Trinker, Trunksucht
108/ I 108
Aufstoßen 1562, 1567/ III 428, 433
Delirium tremens 86/ I 86

Diarrhoe 1746/ III 612
Erbrechen 1593/ III 459
Erbrechen von Blut 1596/ III 462
Erwachen mit schrecklichem Gefühl 1581/ III 447
Hämoptoe 622/ II 216
heimlicher T. 108/ I 108
Husten 1508/ III 374
Krämpfe 1966/ I 432
Lungenödem 638/ II 232
Magenschmerzen nach Trinken bei T. 1628/ III 494
Nasenentzündung 1148/ III 14
Pickel, juckende 592/ II 186
Singultus 1605/ III 471
Sodbrennen 1606/ III 472
Übelkeit 1615/ III 481
Wahnsinn 55/ I 55

Trinkerinnen Menorrhagie 1600/ III 766
⇒ Trunksucht vor der Menses 108/ I 108

Trinkt viel, ißt wenig 1555/ III 421

Tripper → Gonorrhoe 1948, 1869, 1892/ I 414, III 735, 758

Trismus Kieferklemme 514/ II 108

Trockenes Wetter 2062/ I 528
Kopfschmerzen bei trockener Kälte 267/ I 267
Schnupfen bei t. W. 1316/ III 182

Trockenheit der Gelenke 834, 886/ II 428, 480
⇒ Knacken der Gelenke 884/ II 478
⇒ Knacken des Kniegelenks bei Treppensteigen 885/ II 479
Genitalien, wbl. 1888/ III 754
Rektum 1753/ III 619

Trockenheitsgefühl im Kehlkopf 1447/ III 313

Trommelfell Entzündung 1221/ III 87
Geschwür 1222/ III 88

Tropische Länder Frost, Frieren in Tropenhitze 432/ II 26

Trösten 108, 146/ I 108, 146
ärgert sich beim T. 151/ I 151
⇒ Beruhigung < Gereiztheit 79/ I 79

Trotzig → eigensinnig 26/ I 26
stolz 61/ I 61

Trübsehen 1207 ff./ III 73 ff.

Tuba Eustachii Entzündung 1221/ III 87
Fremdkörper 1243/ III 109
Schmerzen 1235, 1247, 1250, 1252/ III 101, 113, 116, 118

Tubenkatarrh 1225/ III 91
Schwerhörigkeit 1269/ III 135

Tuberkel Augenlider 1151/ III 17
Extremitäten 838/ II 432
Genitalien, ml. 1885/ III 751
Haut 596/ II 190
Ohr, harter T. hinter dem Ohr 1228/ III 94
Ohrläppchen 1228/ III 94
Orte 841 ff./ II 435 ff.
Perineum 1765/ III 631
Rücken 711/ II 305
Zunge 1396/ III 262

Tuberkulose Gehirnentzündung 184/ I 184
Haut 596/ II 190
Hoden 1885/ III 751
Iris 1148/ III 14
Kehlkopf 1453/ III 319
Kniegelenk 829, 938/ II 423, 532
Lungen 638/ II 232
Mesenterium 1670/ III 536
Trachea 1458/ III 324
⇒ Tuberculosis pulmonalis bei hochgewachsenen, schlanken Personen mit Husten 1500/ III 366
⇒ Tuberculosis pulmonalis auf sykotischer Basis 638/ II 232

Tumoren 1958, 1959, 1985/ I 424, 425, 451
Achselhöhle 623/ II 217
Anus 1767/ III 633

Augen 1195/ III 31
Bauchfell 1672/ III 538
Extremitäten 835/ II 429
Gaumen 1400/ III 266
Genitalien, ml. 1884/ III 750
– wbl. 1888, 1907, 1911, 1912/ III 754, 773, 777, 778
Gesicht 523/ II 117
Hals, außen 1442/ III 308
– innen 1412/ III 278
Harnblase 1820/ III 686
Harnröhre 1827/ III 693
Haut 567, 577/ II 161, 171
Kopf, Fungus 183/ I 183
Mamma 641/ II 235
Magenkarzinom 1603/ III 469
Mesenterium 1670/ III 536
Mund 1344/ III 210
Nase 1273, 1275/ III 139, 141
Ohren 1228/ III 94
Ovarien 1907/ III 773
Rektum 1756/ III 622
Rücken 707/ II 301
Zahnfleisch 1350/ III 216
Zunge 1395/ III 261

Tympaniasis 1661, 1662/ III 527, 528

Typhlitis Blinddarmentzündung 1648/ III 514
⇒ Bauchschmerzen in der Ileozökalgegend 1692 ff./ III 558 ff.

Typhus abdominalis Fieber 440/ II 34
Diarrhoe 1741/ III 607
Enuresis 1810/ III 676
Epistaxis 1285/ III 151
Furcht vor T. 43/ I 43

Tyrannisch → diktatorisch 25/ I 25

U

Übelkeit
Auswurf 1546/ III 412
Gerüche 1280, 1611/ III 146, 477
Geschmack von Speisen und Fleisch 1331/ III 197
Leere des Magens 1580/ III 446
Schwindel 170/ I 170
Speisengeruch, Gedanken an Speisen 1615/ III 481
Speichelfluß bei Ü. 1614/ III 480
nach Chloroformnarkose 1589/ III 455
– Operation im Bauchraum 1613/ III 479
tödliche Ü. 1615/ III 481
im warmen Zimmer 1616/ III 482

Überanstrengung
allgemein 2025/ I 491

Übereinanderschlagen
der Beine < 2027/ I 493

Überempfindlichkeit
27, 1971, 1994/ I 27, 437, 460

Überheben, sich
→ verheben 2036, 716/ I 502, II 310

Überheblichkeit
Selbstüberhebung 94/ I 94

Überhitzung
→ Erhitzung 2031/ I 497
Erbrechen 1593/ III 459
Husten 1508/ III 374
Schnupfen. 1313, 1315/ III 179, 181
Übelkeit 1615/ III 481
⇒ Magenschmerzen von kalten Getränken 1626/ III 492

Überspringen
von einem Gedanken zum anderen 97/ I 97
von einem Thema zum anderen 57/ I 57
⇒ spricht unzusammenhängend 97/ I 97

Übertreibung
Extravaganz 108/ I 108
Furcht vor Ü. 48/ I 48
⇒ Überspanntheit, Exzentrizität 108/ I 108

Ulcus cruris
Unterschenkelgeschwür 1958, 567, 831/ I 424
II 161, 425

Umdrehen
Rückenschmerzen, im Bett sich umdrehen ist beinahe unmöglich 745/ II 339, 340*)
Modalitäten 731/ II 325
Rückenschmerzen 730, 745/ II 324, 339, 340*)
schmerzhaft im Kreuz 750/ II 343, 344*)
wehtuend, lumbal 784/ II 378
muß sich aufsetzen beim U. 731, 780/ II 325, 374

Umhüllung
→ Kleidung 2039, 2040, 2061/ I 505, 506, 527

Umschläge
heiße 2061/ I 527
kalte, > Kopfschmerzen 254/ I 254
nasse 2050/ I 516

Unangenehmes
Sprechen über U. < 98/ I 98
Zurückkommen auf U. 152/ I 152

Unbändig
→ Wildheit 148/ I 148
⇒ Raserei 75/ I 75

Unbedeckt
→ entblößen 2030/ I 496

Unbehagen
im Bauch 1657/ III 523
im Magen 1583/ III 449

Unempfindlichkeit
1971/ I 437
Anus 1761/ III 627
Brustwarzen 641/ II 235
Extremitäten 796, 814/ II 390, 408
Genitalien, wbl. 1891/ III 757
Harnblase 1803/ III 669
Harnröhre 1808, 1824/ III 674, 690
Penis 1868/ III 734

Unentschlossen
109/ I 109
⇒ entmutigt 30/ I 30

Unfreundlich
109/ I 109
⇒ mürrisch 72/ I 72

Ungeduld
109/ I 109
⇒ Zeit vergeht zu langsam 149/ I 149
⇒ übereilt, vorschnell 108/ I 108

Ungehorsam	110/ I 110 ⇒ widerspenstig 147/ I 147
Ungeschicklichkeit	stolpert, stößt an 2039/ II 505 läßt Gegenstände fallen 2039, 2046/ II 505, 512
Ungewöhnliche Dinge tun	110/ I 110 ⇒ exzentrisch 108/ I 108
Ungezogen	frech 37/ I 37 unverschämt 111/ I 111
Unglücklich	fühlt sich u., bedauernswert 110/ I 110 bedauert sich selbst 15/ I 15
Unruhe	der Beine, nachts 956, 957/ II 550, 551 im Bauch 1657/ III 523 Besorgnis 1986/ I 452 Brust 643/ II 237 Extremitäten 955/ II 549 Lumbalregion 720/ II 314 ⇒ Furcht treibt von einer Stelle zur anderen 47/ I 47 nachts, treibt aus dem Bett 83/ I 83
Unsauberkeit	2060/ I 526 ⇒ gleichgültig gegen das eigene Äußere 103/ I 103
Unsicherheit	im Gang, kraftloser Gang 905/ II 499 ⇒ verfehlt Stufen 911/ II 505
Unsteter Blick	1138/ III 4
Untätigkeit	Magen 1603/ III 469 Rektum 1752/ III 618
Unterentwickelt	→ Zwergwuchs 1992/ I 458
Unternehmen	Willenskraft fehlt, etwas zu unternehmen 111/ I 111
Unverdauliches	Verlangen nach Unverdaulichem 1620/ III 486 ⇒ Kohle, Kreide, merkwürdige Dinge 1618/ III 484
Unwahr	111/ I 111 betrügerisch 17/ I 17 ⇒ Lüge 70/ I 70

Unwillkürlich Blasenentleerung 1809/ III 675
Defäkation 1761, 1766/ III 627, 632
Flatus 1749/ III 615
Orgasmus femininus spontaneus 1909/ III 775

Unwürdig der Beachtung 111/ I 111
⇒ verächtlich 112/ I 112

Unzufrieden unbefriedigt 111/ I 111
⇒ nichts ist recht 76/ I 76

Unzuverlässig → indiskret I 63 (nur Auflage 1960)
→ Unbedachtsamkeit 108/ I 108 (ab Auflage 1971)
⇒ enthüllt Geheimnisse 30/ I 30

Urämie Konvulsionen 1957/ I 423
Kopf, Blutandrang 179/ I 179
Tiefschlaf 389/ I 389

Urin dick, mit käsigen Massen 1851/ III 717
fötid 1857/ III 723
enthält Blut infolge Unterdrückung der Menses 1851/ III 717
⇒ *Blutung aus Harnröhre infolge Unterdrückung von Gonorrhoe 1824/ III 690*

Urina spastica Harnkrise 265, 1173/ I 265, III 39

Urinieren Modalitäten 206/ I 526
Afterschmerzen 1771/ III 637
Augenschmerzen > durch U. 1173/ III 39
Bauchschmerzen mit Urindrang 1683/ III 549
– Modalitäten 1683/ III 549
Blut am Ende des U. 1851/ III 717
Brustschmerzen, wenn der Urindrang unterdrückt wird 654/ II 248
Frieren vor, während, nach dem U. 434/ II 28
Frösteln vor, während, nach dem U. 410/ II 4
Gemüt, Angst vor U. 9/ I 9
– muß sich beeilen zu U. 1815/ III 681
– Delirium 24/ I 24
– Erregung 33/ I 33
– Ruhelosigkeit vor dem U. 85/ I 85
– Schreien vor dem U. 88/ I 88
– Schwermut, > durch U. 92/ I 92

– Ungeduld 110/ I 110
– Verwirrung, > durch U. 119/ I 119
– Weinen vor und während U. 147/ I 147
Genitalien, ml., Erektionen nach U. 1873/ III 739
– Hodenschmerzen 1921/ III 787
– Samenstrangschmerzen 1915, 1922/ III 781, 788
– Schmerzen, brennend im Hoden 1915/ III 781
– Schmerzen im Penis 1915/ III 781
– Schmerzempfindlichkeit 1917/ III 783
– Schmerzempfindung 1918 ff./ III 784 ff.
Genitalien, wbl., Jucken 1890/ III 756
– Kindsbewegungen mit Urindrang 1908/ III 774
– schneidende Schmerzen 1934/ III 800
– Schmerzen während und nach dem U. 1930/ III 796
– – Ovarien 1930/ III 796
– – Vagina 1930/ III 796
– Uterus prolaps beim U. 1911/ III 777
– Uterusschmerzen bei Urindrang 1927/ III 793
– Vaginalschmerzen bei Urindrang 1929/ III 795
– Vulva, Empfindlichkeit, wie wund 1932/ III 798
Gesichtsschmerzen > durch U. 533/ II 127
Harnröhre, Schmerzen 1840/ III 706
– Empfindungen 1842 ff./ III 708 ff.
Kopfschmerzen, > durch U. 265/ I 265
– drückend am Scheitel 320/ I 320
– drückend an Schläfen 322/ I 322
Magenschmerzen 1628/ III 494
Ohrenschmerzen 1233/ III 99
Rückenschmerzen 731/ II 325
Schwachsichtigkeit, Trübsehen, U. > 1209/ III 75
Schwindel 170/ I 170
Stuhldrang < durch U. 1755/ III 621
vom U. träumen 401/ I 401
Urinentleerung 1804 ff./ III 670 ff.

Urinmenge mehr als man getrunken hat 1859/ III 725

Urinsediment 1860 ff./ III 726 ff.

Urobilinogen im Urin 1852/ III 718

Urtikaria 597/ II 191
mit asthmatischen Beschwerden 597/ II 191

Bauch 1668/ III 534
Brust 625/ II 219
Unterdrückung macht Erbrechen 1594/ III 460
Extremitäten 838/ II 432
Gesicht 509/ II 103
Genitalien, ml. 1876/ III 742
Muskellähmung nach Verschwinden 908/ II 502

Uterus 1910/ III 776
Gefühl von Abwärtsdrücken, Senkungsgefühl, „bearing down“ 1928/ III 794
Gefühl wie aufwärtsgestoßen beim Hinsetzen 1889/ III 755
Prolaps 1910/ III 776
Schmerzen, Dysmenorrhoe 1901/ III 767
– Modalitäten 1926/ III 792
– Blutung > 1926/ III 792
Schmerzen infolge Unterdrückung der Menses 1927/ III 793

Uvula 1421/ III 287
Schmerzen 1427/ III 293

V

Vagina	Empfindlichkeit verhindert Koitus 1932/ III 798 Prolaps 1912/ III 778
Vaginismus	1896/ III 762
Varikozele	1880/ III 746
Varizen	1958/ I 424 Bauch 1669/ III 535 Extremitäten 958/ II 552 Hals 1416/ III 282 Harnblase 1820/ III 686 Labien 1888/ III 754 Nase 1275/ III 141 Tonsillen 1419/ III 285 Zunge 1396/ III 262
Veitstanz	1945, 886/ I 411, II 480
Venen	Gesicht, erweitert, netzartig 1958, 524/ I 424, II 118 Bauchwand 1669/ III 535 Hand, Schwellung 935/ II 529 Völle der Venen der Hand, Empfindungen 814/ II 408 Völle der Venen des Unterschenkels und Fußes 815/ II 409
Venenentzündung	→ Blutgefäße 1943, 1947/ I 409, 413 Krampfadern 1958/ I 424 Phlebitis 958/ II 552 Phlegmasia alba dolens 958/ II 552
Verachtung	112/ I 112 ⇒ Geringschätzung 56/ I 56
Verbrechen	Angst, ein V. begangen zu haben 7/ I 7
Verbrennungen	1986/ I 452 Augenentzündung 1147/ III 13 Blasen, wie durch V. 582/ II 176 Gangrän nach V. 560/ II 154 Verbrennung und Verbrühung von Lippen und Zunge 1334/ III 200

Verdauungs-störungen 1586/ III 452
verdorbener Magen 1587/ III 453

Verdorbener Fisch, verdorbenes Fleisch 2047/ I 513
Magen 1587/ III 453
verdorbene Wurst 2050/ I 516

Verdreht verzerrt, verstaucht, Gliederschmerzen wie verdreht 1094/ II 688
⇒ verrenkt 1097/ II 691

Verdrießlich mißmutig 112/ I 112
mürrisch 72/ I 72

Verehrungs-voll 112/ I 112
⇒ Ehrfurcht 26/ I 26

Vereinsamung Verlassenheitsgefühl 114/ I 114
⇒ Alleinsein > 57/ I 57
⇒ Alleinsein < 58/ I 58

Vergessenes fällt im Schlaf ein 114/ I 114
wird im Traum erinnert 401/ I 401

Vergeßlich 113/ I 113
⇒ Gedächtnisschwäche 50/ I 50
⇒ Konzentrationsmangel 65/ I 65
⇒ unaufmerksam 108/ I 108
⇒ zerstreut 150/ I 150

Vergiftung Alkoholvergiftung, Erbrechen 1588/ III 454
Arsenvergiftung 2025/ I 491
Arzneimittelvergiftung macht Diarrhoe 1746/ III 612
– – Gastritis 1586/ III 452
– – Kopfschmerzen 241/ I 241
– – Obstipation 1750/ III 616
Bleivergiftung 2029/ I 495
– Lähmung des Armes 909/ II 503
– Bauchschmerzen 1677/ III 543
CO-Vergiftung 2040/ I 506
CO-Asphyxie 1485/ III 351
Chloroformnarkose macht Erbrechen 1589/ III 455
Narkotika 2050/ I 516
Quecksilber macht Armlähmung 909/ II 503
– – Speichelfluß 1341/ III 207

→ Rauch, < 2051/ I 517
Rhus toxicodendron 509/ II 103

Vergnügen Abneigung und Verlangen 114/ I 114

Verhärtung 1986/ I 452
Gesichtshaut 497/ II 91
Halsdrüsen 1437/ III 303
Harnröhre 1827/ III 693
Hoden 1603/ III 744
Knötchen 571/ II 165
Magenwand 1603/ III 469
Mamma 641/ II 235
Mesenterialdrüsen 1670/ III 536
Milz 1671/ III 537
Muskeln 1986, 913/ I 452, II 507
Penis 1879/ III 745
Pylorus 1603/ III 469
Sehnen, Fingersehnen (Dupuytren) 913/ II 507
Struma 1442/ III 308
Tonsillen 1420/ III 286
Uterus 1911/ III 777
Zunge 1388/ III 254

Verheben 2036/ I 502
im Rücken 716/ II 310
des Rückgrats 721/ II 315
⇒ Rückenschmerzen durch Heben 727, 743/ II 321, 337

Verhungern 1987/ I 453
⇒ Hungerfolgen 2036/ I 502

Verkürzung der Handgelenk-Beugesehnen 887/ II 481
Gefühl von V. der Kniesehnen, → Spannung 806/ II 400

Verlangen nach gewissen Speisen und Getränken 1616/ III 482

Verläßt Kinder und Angehörige 114/ I 114
⇒ entflieht 29/ I 29

Verlegenheit 114/ I 114
⇒ Schüchternheit 149/ I 149

Verletzung seelische, Schwermut durch Beleidigung 90/ I 90
⇒ Beschwerden durch Grobheit 59/ I 59

Verletzungen 1987/ I 453
⇒ Wunden 1988/ I 454
Augen 1159/ III 25
Extremitäten 958/ II 552
Gehirnerschütterung 184/ I 184
Furcht vor V., Furcht, verletzt zu werden 48/ I 48
Nase 1275/ III 141
Rücken 731/ II 325
durch Schlag 1286/ III 152
Schulter 958/ II 552
durch Splitter 1988/ I 454
Steißbein 785/ II 379
Weichteile 1987/ I 453
Wirbelsäule 721/ II 315
Zahnfleischwunden nach Extraktion 1345/ III 211
Zahnnerven 1353/ III 219

Verletzungsfolgen Abortus nach Verletzungen 1908/ III 774
Kopfverletzungen, Folgen 202, 266/ I 202, 266
Kopfschmerzen nach einem Fall 248/ I 248
– – Gehirnerschütterung 250/ I 250
psychisches Leiden nach Kopfverletzung 55, 250/ I 55, 250
Schwerhörigkeit durch Trauma 1268/ III 134
Schwermut nach Kopfverletzung 91/ I 91
Schwindel nach Kopfverletzung 164/ I 164
– durch Gehirnerschütterung 162/ I 162
Verwirrung nach Kopfverletzung 118/ I 118
⇒ Ischias nach Verletzung 998/ II 592
⇒ Krämpfe durch Verletzung 1957/ I 423

Verletzungsschock 1972/ I 438

Verliebt → liebeskrank 70/ I 70

Vernachlässigt das Äußere 102, 103/ I 102, 103
Verwandte, geliebte Personen, Kinder 103/ I 103

Verrenkungsgefühl Brust 689/ II 283
Extremitäten 1097/ II 691
Hals, außen 1441/ III 307

Handgelenk 987/ II 581
Hinterkopf 359/ I 359
Knöchel 1015/ II 609
Rücken 753/ II 347
Schulter 980/ II 574
Wirbelsäule 706/ II 300

Verrückt 54/ I 54
⇒ wahnsinnig 142/ I 142
Furcht, verrückt zu werden 43, 126/ I 43, 126

Verschlossen verschwiegen 115/ I 115
⇒ zurückhaltend, reserviert 151/ I 151

Verschlucken sich verschlucken 1414/ III 280

Verschwenden Geld verschwenden 115/ I 115
Furcht vor Verschwendung 48/ I 48

Verschwommenes Sehen 1209/ III 75

Verstauchungsschmerzen Verdrehungsschmerzen 1094/ II 688

Verstecken sich verstecken 115/ I 115
versteckt Gegenstände 115/ I 115

Versteifung Ankylose der Gelenke 810/ II 404
Ankylose des Ellenbogens, der Fingergelenke 883/ II 477

Verstopfung Nase 1317/ III 183
infolge Unterdrückung des Fußschweißes V. der Nase 1318/ III 184
Obstipation 2060, 1750/ I 526, III 616
⇒ Kopfschmerzen bei Obstipation 266/ I 266
Schwindel bei V. 170/ I 170
Gefühl von V. der Ohren 1218/ III 84
Gefühl von Völle bei V. 1659/ III 525
⇒ Gefühl von Völle des Bauches 1658/ III 524

Verstümmelt seinen Körper 115/ I 115
⇒ Trieb, sich mit Messer zu stechen 107/ I 107

Verträgt nicht Bier Erbrechen, Modalitäten 1589/ III 455
Luftaufstoßen 1565/ III 431

Magen, verdorbener Magen 1587/ III 453
Sodbrennen 1606/ III 472
Übelkeit 1609/ III 475

Verträgt nicht Fett
Abneigung 1551/ III 417
Aufstoßen, Modalitäten 1561/ III 427
Erbrechen, Modalitäten 1590/ III 456
Magen, verdorbener 1587/ III 453
Sodbrennen 1606/ III 472
Übelkeit 1610/ III 476

Verträgt nicht Fleisch
Abneigung 1551/ III 417
Aufstoßen 1561/ III 427
Aufstoßen schmeckt nach F. 1564/ III 430
Schlucksen nach Schweinefleisch 1605/ III 471
Sodbrennen 1606/ III 472
Verdauungstörungen 1586/ III 452
Verlangen nach F. 1617/ III 483

Verträgt nicht Kaffee
Abneigung 1552/ III 418
Aufstoßen, sauer 1557/ III 423
Erbrechen, Modalitäten 1591/ III 457
Verdauungsstörung 1586/ III 452
Übelkeit 1612/ III 478

Verträgt nichts Kaltes
Abneigung gegen kalte Getränke 1552/ III 418
Erbrechen, Modalitäten 1593/ III 459
Übelkeit 1612/ III 478
Verdauungsstörungen, 1586/ III 452

Verträgt nicht Milch
Abneigung 1552/ III 418
Aufstoßen, Luft 1566/ III 432
Aufstoßen, wäßrig 1570/ 436
Auftreiben des Magens 1571/ III 437
Erbrechen, Modalitäten, 1591/ III 457
Übelkeit 1613/ III 479

Verträgt nicht Obst
Abneigung 1552/ III 418
Magen, Entzündung, Gastritis 1587/ III 453
– Gefühl von Kitzeln 1578/ III 444
Übelkeit 1613/ III 479

Verträgt nichts Saures
Abneigung 1552/ III 418
Erbrechen nach sauren Speisen 1587/ III 453
– Modalitäten, 1592/ III 458

Verträgt nichts Süßes	Abneigung 1553/ III 419 Sodbrennen nach Zucker 1606/ III 472 Übelkeit nach Süßigkeiten 1615/ III 481
Verträgt nichts Warmes	Abneigung1553/ III 419 Verdauungsstörung nach warmen Getränken 1587/ III 453
Vertrödelt die Zeit	149/ I 149 ⇒ Langeweile 68/ I 68
Verwechselt	Dinge, Ideen 115/ I 115 Straßen 119/ I 119 Orte, Räume 35/ I 35 Zeit 36/ I 36
Verweigern	weint, wenn man etwas verweigert 147/ I 147
Verwirrung	wie betrunken, wie bei einem Rausch 116, 117/ I 116, 117 im Kopf, wie betrunken 174/ I 174 Schwindel, wie betrunken 156/ I 156 ⇒ Benommenheit, Betäubung 15/ I 15 ⇒ Kopfschmerzen mit Verwirrung 266/ I 266
Verzagtheit	ängstlich 83/ I 83 ⇒ Mangel an Selbstvertrauen 94/ I 94
Verzweiflung	119/ I 119 um die Gesundheit 119/ I 119 durch Magenschmerzen 120/ I 120 – Schmerzen 120/ I 120 – Uterusschmerzen 1927/ III 793 – Wehenschmerzen 1937/ III 803
Vibrieren	Gefühl von V. der Extremitäten 814/ II 408 ⇒ inneres Zittern 2019/ I 485
Vielfraß	Heißhunger 1555/ III 421 ⇒ Appetit, unstillbar 1556/ III 422
Vikariation	der Menses 1903/ III 769 ⇒ Nasenbluten, vikariierend 1287/ III 153 ⇒ Nasenbluten an Stelle der Menses 1286/ III 152
Violinspielen	Folgen 913/ II 507 Fingerkrampf 892/ II 486

Überempfindlichkeit gegen Violinmusik 1270/ III 136

Visionen 122, 141/ I 122, 141
verhindern den Schlaf 377, 383/ I 377, 383

Vitiligo → Flecke, weiße 560/ II 154

Völlegefühl 2018/ I 484
Augen 1145/ III 11
Anus 1761/ III 627
Bauch 1658/ III 524
Brust 617/ II 211
Extremitäten 814/ II 408
Genitalien, wbl. 1891/ III 757
Gesicht 487/ II 81
Hals, außen 1438/ III 304
– innen 1408/ III 274
Harnblase 1803/ III 669
Herzen 618/ II 212
Kopf 224 ff./ I 224 ff.
Magen 1583/ III 449
Mamma 618/ II 212
Prostata 1802/ III 668
Rektum 1747/ III 613
Samensträngen 1869/ III 735
Stirnhöhle 1278/ III 144

Völlerei Schwelgerei 2033/ I 499

Vorahnung Vorgefühl, → Erregung beim Erwarten von Ereignissen 32/ I 32
⇒ Angst vor der Zukunft 10/ I 10
⇒ Erwartungsfreude 33/ I 33
⇒ Erwartungsfurcht 42/ I 42
⇒ Furcht vor Unheil 47/ I 47
⇒ Furcht vor drohender Gefahr 43/ I 43

Vorhang Gefühl eines Vorhanges vor den Augen 1145/ III 11
⇒ Schleier vor den Augen bei Kopfschmerzen 266/ I 266

Vorsichtig 120/ I 120
behutsam 15/ I 15

Vortäuschen Simulieren von Krankheiten 94/ I 94
simuliert Blindheit 20/ I 20
– Taubheit 102/ I 102
– Schwangerschaft 94/ I 94

Vorwärts-beugen 2060/ I 526
⇒ gebeugt sitzen < 729/ II 323

Vorwürfe tadelt andere 101/ I 101
tadelt sich selbst 101/ I 101
⇒ unzufrieden mit sich selbst 112/ I 112
⇒ Ermahnungen 30/ I 30

W

Wachstums-schmerz 1012/ II 606

Wackeln Gegenstände, → Sehen 1199/ III 65
Kopf 176/ I 176
Gefühl des W. 227/ I 227

Wadenkrampf 894, 904/ II 488, 498

Waden-schmerzen 1013/ II 607

Wagenfahren, Fahrzeug-fahren 2033/ I 499
Abneigung 120/ I 120
Aufstoßen 1569/ III 435
Erbrechen 1589/ III 455
Fieber, Modalitäten 458/ II 52
Flatulenz, Modalitäten 1664/ III 530
Furcht, Modalitäten 42/ I 42
Genitalien, wbl., abwärtsziehende Schmerzen 1928/ III 794
Herzklopfen 630/ II 224
Kopfschmerzen, Modalitäten 248/ I 248
Schwindel < beim W. 159/ I 159

Wagt nicht → Mangel an Selbstvertrauen 94/ I 94

Wahnideen ⇒ Sinnestäuschungen 120/ I 120

Wahnsinn 142/ I 142
⇒ Verrücktheit 54/ I 54
infolge Unterdrückung von Hautausschlägen 55, 143/ I 55, 143
infolge Unterdrückung der Menses 143/ I 143

Wallungen Blutwallungen 1943/ I 409
Hitzewallungen 1949/ I 415
mit Schweißausbruch 1950/ I 416
Gefühl von W. im Bauch 1650/ III 516
Brust 613/ II 207
Extremitäten 857/ II 451
Genitalien, wbl. 1889/ III 755
Gesicht 512/ II 106

Kopf 191/ I 191
Magen 1577/ III 443
Nase 1275/ III 141
⇒ Kongestion, Blutandrang zum Kopf 177/ I 177

Wanderlust will wandern 143/ I 143
⇒ Ruhelosigkeit, im Freien > 84/ I 84

Wanderungen der Symptome 2055, 2056/ I 521, 522
⇒ Gliederschmerzen, Orte 971 ff./ II 565 ff.

Wangen bläulich 490/ II 84
hektische Röte 495/ II 89
eine Seite blaß, die andere rot 494/ II 88
Geschwüre 497/ II 91
Hautausschläge 500/ II 94
Verhärtungen 498/ II 92

Wanken Taumeln 169/ I 169

Wärme 2060/ I 526
After, Schmerzen, Warmbaden > 1771/ III 637
– Tenesmus, W. > 1783/ III 649
Asthma durch feuchtwarmes Wetter, warme Speisen, warme Kleidung 1467/ III 333
Atemnot durch warmes Bad, warmes Getränk, warme Kleidung, warme Speisen, warmes Zimmer 1476/ III 342
Augenentzündung, Modalitäten 1174/ III 40
– Empfindungen 1179, 1182, 1184, 1187, 1189/ III 45, 48, 50, 53, 55
Bauchschmerzen, Modalitäten 1683/ III 549
– Orte 1687, 1691, 1693, 1717/ III 553, 557, 559, 583
– Empfindungen 1716, 1724, 1727, 1734/ III 582, 590, 593, 600
Brustschmerzen, Modalitäten 655/ II 249
Diarrhoe, Modalitäten 1746/ III 612
Extremitäten, empfindlich gegen W. 913/ II 507
Fieber 460/ II 54
im Freien, Warmwerden < 2061/ I 527
Frieren 434/ II 28
Gähnen im warmen Bett, im warmen Zimmer 377/ I 377

Genitalien, wbl., krampfende Schmerzen durch W. > 1933/ III 799
Gesichtsschmerzen, Modalitäten 533/ II 127
Gliederschmerzen, Modalitäten 969/ II 563
– Orte 973 ff./ II 567 ff.
– Ischias, Modalitäten 998/ II 592
– Empfindungen, 1045 ff./ II 639 ff.
Hämorrhoiden, Modalitäten 1764/ III 630
Halsschmerzen, Modalitäten 1426/ III 292
Hautjucken bei Warmwerden im Bett 555/ II 149
Husten, Warmwerden im Bett, Modalitäten 1497/ III 363
– Modalitäten bei warmen Getränken, bei warmen Speisen, im warmen Zimmer 1508/ III 374
Kehlkopf, Modalitäten 1458/ III 324
Kleidung, warme, Modalitäten 1661/ I 527
–, Entblößen 1630/ I 496
Kopf, warme Kopfbedeckung < 228/ I 228
Kopfschmerzen, Modalitäten 266/ I 266
– durch Warmwerden im Bett, am Feuer, am Ofen, beim Gehen 267/ I 267
– Modalitäten, Orte 275, 288, 295/ I 275, 288, 295
– Empfindungen 304 ff./ I 304 ff.
Magenschmerzen, Modalitäten 1628/ III 494
– Empfindungen 1634, 1638, 1641, 1644, 1645/ III 500, 504, 507, 510, 511
Nasenbluten im warmen Zimmer 1287/ III 153
Nase, Trockenheit im warmen Zimmer 1317/ III 183
– Schnupfen, Verstopfung bei warmem Wetter 1319/ III 185
Nierenschmerzen, warmes Bett > 1833/ III 699
Ohnmacht durch warmes Bad, warmes Zimmer 1966/ I 432
Ohrenschmerzen, Modalitäten 1233/ III 99
Ohrengeräusche, warmes Zimmer < 1256/ III 122
Rückenschmerzen, Modalitäten 731/ II 325
– Orte, Modalitäten 735 ff./ II 329 ff.
– Empfindungen 754, 767, 777, 780/ II 348, 361, 371, 374
Schlaflosigkeit durch warme Kleidung, trotzdem sind die Glieder kalt 383/ I 383
Schläfrigkeit im warmen Zimmer 388/ I 388

Schwäche durch warmes Wetter 1981/ I 447
Schwindel, Modalitäten 171/ I 171
Zahnschmerzen, Modalitäten 1370, 1371/ III 236, 237
Zunge, 1396/ III 262

Warme Getränke
Modalitäten 2049/ I 515
> Bauchschmerzen 1683/ III 549
Brechwürgen, Modalitäten 1594/ III 460
Gesichtsschmerzen, warme G. < 533/ II 127
Halsschmerzen, Modalitäten 1426/ III 292
Magenschmerzen, warme G. > 1628/ III 494
– warme Milch > 1628, 1644, 1645/ III 494, 510, 511
Übelkeit, Modalitäten 1615/ III 481
Verdauungsstörung, Modalitäten 1587/ III 453
Verlangen nach warmen Getränken 1620/ III 486

Warme Speisen
Bauchschmerzen 1683/ III 549
Erbrechen 1594/ III 460
Gesichtsschmerzen, warme S. < 533/ II 127
Magenschmerzen, warme S. < 1628/ III 494
Verlangen 1620/ III 486

Wärmflasche
Frost, Frieren, Kälte: W. > 435/ II 29

Warzen
575/ II 169
Augenbrauen 1166/ III 32
Augenlid 1165, 1166/ III 31, 32
Brust 623/ II 217
Extremitäten 835/ II 429
Gaumen 1400/ III 266
Gesicht 498/ II 92
Hals 1439/ III 305
Haut 575/ II 169
Nase 1275/ III 141
Mund 1344/ III 210
Rücken 707/ II 301
Zunge 1396/ III 262

Waschen
→ Baden 2026/ I 492
der Augen 1147, 1159, 1174/ III 13, 25, 40
bei Fieber 460/ II 54
des Gesichtes > 2026/ I 492

– – mit kaltem Wasser ist Bedürfnis 513/ II 107
der Hände 143, 191, 252/ I 143, 191, 252
Hautausschläge, waschen < 605/ II 199
macht Nasenbluten 1287/ III 153
Warzen, kalt waschen < 576/ II 170

Wasser
Abneigung 1554/ III 420
Aufstoßen von W. 1569/ III 435
Augen, empfindlich gegen kaltes W. 1157/ III 23
Augenschmerzen, > durch kaltes W. 1172/ III 38
Erbrechen von W. 1601/ III 467
Erkältung durch Stehen im kalten W. 431/ II 25
Gefühl wie W. im Kopf 228/ I 228
– – – an inneren Organen 2019/ I 485
Harndrang bei Hören oder Sehen von laufendem W. 1811, 1817/ III 677, 683
– wenn Hände in W. stecken 1810, 1817/ III 676, 683
Hitze im Kopf > durch kaltes W. 192/ I 192
Kaltes W., Gefühl 414/ II 8
Schwindel beim Sehen auf fließendes W. 161/ I 161
Schwindel beim Überschreiten von fließendem W. 170, 171/ I 170, 171

Wasserscheu
Furcht vor Wasser 48/ I 48

Wassersucht
1987/ I 453
Bauchwassersucht, Aszites 1672/ III 538
Brustwassersucht, Hydrothorax 644/ II 238
ödematöse Schwellungen 1982, 939/ I 448, II 533
Wasserkopf, Hydrozephalus 194/ I 194

Wassersüchtige Schwellungen
Extremitäten 933/ II 527
Beine 937/ II 531
Gelenke 933/ II 527
Genitalien, ml. 1865/ III 731
Genitalien, wbl. 1888/ III 754
Gesicht 520/ II 114
Haut 573/ II 167
Knie 938/ II 532

Wassertropfen
Gefühl von fallenden Tropfen 2018/ I 484

Weglaufen von Zuhause 29/ I 29
⇒ verläßt Angehörige 114/ I 114

Wehen Geburtswehen 1936/ III 802
Atemnot bei jeder Wehe 1476/ III 342
Bauchauftreibung während und nach den W. 1663/ III 529
Bauchschmerzen 1683, 1724, 1726/ III 549, 590, 592
Brustbeklemmung 612/ II 206
Defäkation, unwillkürlich nach den W. 1767/ III 633
– Drang nach jeder W. 1756, 1937/ III 622, 803
Empfindlichkeit gegen Geräusche 29/ I 29
Frieren 424/ II 18
Frösteln nach den W. 410/ II 4
Furcht während und nach den W. 48/ I 48
Gehör, überempfindlich 1271/ III 137
Genitalien, Entzündung des Uterus nach W. 1892/ III 758
– Metrorrhagie während und nach W. 1906/ III 772
– Muttermundspasmen 1897/ III 763
Gesäßschmerzen behindern die W. 999/ II 593
Harnblase, Enuresis nach den W. 1811/ III 677
– Urintröpfeln nach den W. 1808/ III 674
Hitzewellen im Gesicht 513/ II 107
Hüfte, drückende Schmerzen 1037/ II 631
Husten bei schweren W. 1507/ III 373
Ischiasschmerzen 749/ II 343, 344*)
Muskelkrämpfe, schmerzhaft in den Waden 895/ II 489
– schmerzhaft in den Zehen 897/ II 491
Ohnmacht 1966/ I 432
Rückenschmerzen 730, 731, 767, 770, 1937/ II 324, 325, 361, 364, III 803
Schläfrigkeit 388/ I 388
Schlaf, komatös 371/ I 371
Schwermut 92/ I 92
Todesfurcht 47/ I 47
Übelkeit 1616/ III 482
unterdrückt und fehlend 1937/ III 803
Wahn, W. zu haben 141/ I 141

Weichherzig → mild 71/ I 71

Wein
Modalitäten 2062/ I 528
Abneigung 1551/ III 417
Appetit, vermehrt nach W. 1558/ III 424
Aufstoßen nach W. 1562/ III 428
Augenbeschwerden, < durch W. 1159, 1174/ III 25, 40
Bauchschmerzen. 1683/ III 549
Benommenheit 17/ I 17
Blutandrang zum Kopf 179/ I 179
Brechwürgen 1595/ III 461
Diarrhoe 1746/ III 612
Erbrechen nach saurem W. 1592/ III 458
Husten, < durch W. 1505/ III 371
Kopfhitze 193/ I 193
Kopfschmerzen 267/ I 267
Magenschmerzen 1628/ III 494
Obstipation 1752/ III 618
Schwindel 171/ I 171
Sodbrennen 1606/ III 472
Übelkeit 1616/ III 482
Urtikaria 598/ II 192
Verlangen nach Wein, Rotwein 1616/ III 482
Verträgt keinen W. 1603/ III 469
Völle des Magens nach W. 1584/ III 450

Weinen
143/ I 143
Modalitäten 2062/ I 528
vor Freude 145/ I 145
abwechselnd mit Lachen 144/ I 144
bei Musik 146/ I 146
bei Singen 146/ I 146
kann nicht weinen 66, 92, 146/ I 66, 92, 146
unwillkürlich weinen 147/ I 147
grundlos weinen 145/ I 145
> Schwermut 92/ I 92
> Symptome 144/ I 144

Weisheitszähne
Beschwerden bei Herauskommen der W. 1355/ III 221

Wellen
Gefühl von W. 2019/ I 485
wellenartiger Schmerz 2012/ I 478

Werfen plötzliches Werfen des Kopfes 177/ I 177
wirft Gegenstände weg 148/ I 148
– – nach Personen 148/ I 148
– im Zorn Gegenstände umher 151/ I 151

Wetter 2062/ I 528
feuchtwarmes W. 2061/ I 527
Asthma bei feuchtem W. 1467/ III 333
Frieren bei warmem W. 435/ II 29
Husten bei feuchtem W. 1509/ III 375
kalt und warm macht Kopfschmerzen, Modalitäten 267/ I 267
naßkaltes und trockenkaltes W. < 2039/ I 505
Ohrenschmerzen bei feuchtem W. 1231/ III 97
Scheitelkopfschmerzen bei nassem W. 279/ I 279
Schnupfen bei feuchtem W. 1316/ III 182
Schwäche bei warmem W. 1981/ I 447
Schwermut bei schwülem W. 92/ I 92
Schwindel bei feuchtem W. 160/ I 160

Wetterwechsel 2062/ I 528
Asthma 1468/ III 334
Atemnot 1476/ III 342
Brustbeklemmung 612/ II 206
Brustschmerzen 655, 680/ II 249, 274
Diarrhoe 1746/ III 612
Gesichtsschmerzen 533/ II 127
Gliederschmerzen 970/ II 564
Halsschmerzen 1426/ III 292
Husten 1509/ III 375
Ischias 999/ II 593
Ohrenschmerzen 1233/ III 99
Rückenschmerzen 727/ II 321
Schnupfen 1316/ III 182
Urtikaria 598/ II 192
Zahnschmerzen 1371/ III 237

Widerhallen der eigenen Stimme 1266/ III 132

Widerspruch verträgt keinen W., muß sich zurückhalten, um nicht heftig zu werden 147/ I 147
macht Kopfschmerzen 268/ I 268
macht Magenschmerzen 1628/ III 494
weint bei W. 147/ I 147

will den töten, der widerspricht 105/ I 105
Zorn bei W. 151/ I 151

Widersprüchliche Zustände 1988/ I 454

Widerstreit mit sich selbst 147/ I 147
⇒ hat zwei Willen 148/ I 148

Widerwillen 147/ I 147
⇒ Abscheu 1/ I 1
⇒ Ekel 1609/ III 475

Wiedererkennen erkennt seine Angehörigen nicht 147/ I 147

Wiegen hin und her wiegen > 148/ I 148
⇒ möchte gern getragen werden 58/ I 58

Wildheit 148/ I 148
⇒ ungestüm 110/ I 110

Willensschwäche ⇒ Abneigung gegen Arbeit 34/ I 34
⇒ entmutigt 30/ I 30
→ Unentschlossenheit 109/ I 109
→ Unternehmen, Willenskraft fehlt, etwas zu unternehmen 111/ I 111
⇒ Mangel an Selbstvertrauen 94/ I 94
⇒ Verlangen nach guter Meinung anderer 114/ I 114
⇒ Zaghaftigkeit 149/ I 149

Wimpern 1156/ III 22
Gefühl einer Wimper im Auge 1145/ III 11

Wind 2063/ I 529
Augenschmerzen, Wind < 1174/ III 40
Asthma 1468/ III 334
Diarrhoe 1746/ III 612
Gesichtsschmerzen 533/ II 127
Ischias 999/ II 593
Kopfschmerzen 268/ I 268
Oberschenkel, Schmerzen 1005/ II 599
Schwindel 171/ I 171
Tränenfluß 1165/ III 31
Zahnschmerzen, Modalitäten 1371/ III 237

⇒ Gefühl wie von Wind 2019, 815/ I 485, II 409
⇒ Gefühl wie von Wind im Rücken 706/ II 300
⇒ Gehen im Wind 2036/ I 502

Windpocken 598/ II 192
Husten nach Windpocken 1500/ III 366

Winter 2063/ I 529
Asthma 1468/ III 334
Brustschmerzen jeden W. 655/ II 249
Diarrhoe 1746/ III 612
Fieber 460/ II 54
Hautausschläge 605/ II 199
Husten 1500/ III 366
Kopfschmerzen 268/ I 268
Zahnschmerzen 1371/ III 237

Wirbelsäule 720/ II 314
Asthma nach Verletzung 1467/ III 333
Erschütterung 720/ II 314
Knacken in der W. 701/ II 295
Schwäche 716/ II 310
Spinalirritation 785/ II 379
Verletzungen 721, 731/ II 315, 325
– der W. macht kalten Handschweiß 930/ II 524
Wirbelsäulenschmerzen 750/ II 344
– im letzten Lendenwirbel 756/ II 350
– im 7. Halswirbel 782/ II 376

Wischen Neigung zum Wischen der Augen 1159/ III 25

Wissen weiß nicht, wo er ist 17/ I 17
wie im Traum, weiß nicht, wo er ist 20/ I 20
⇒ Identitätsirrtum 129/ I 129

Wochenbett Kindbett, Fieber 444/ II 38
Diarrhoe bei Kindbettfieber 1741/ III 607
Flüchtiges Exanthem im Kindbett 585/ II 179
Hämoptoe 622/ II 216
Hüftschmerzen 1002/ II 596
Kälte des Handgelenks bei Kindbettfieber 875/ II 469
Krämpfe 1957/ I 423
⇒ Schreien bei Krämpfen im W. 88/ I 88
Mannstollheit 71/ I 71

	Sexualtrieb, vermehrt 1910/ III 776 Wochenbettpsychose 55/ I 55 ⇒ Wochenfluß, Lochien 1908/ III 774 *Wochenbettfieber durch Unterdrückung der Lochien 444/ II 38*
Wohlwollen	Güte 148/ I 148 ⇒ Herzlichkeit 61/ I 61
Wolle	wollene Kleidung wird nicht vertragen 2040/ I 506 wird auf der Haut nicht vertragen 556/ II 150
Wollüstig	148/ I 148 Vergnügen an w. Gedanken 114/ I 114 Phantasien 75/ I 75
Wortkarg	→ Reden abgeneigt 76/ I 76
Wortspiele	spaßt, macht Wortspiele 96/ I 96 ⇒ witzig 148/ I 148
Wucherungen der Haut	Blumenkohlgewächse 577/ II 171
Wunden	heilen langsam 1988/ I 454 ⇒ Haut, untätig 575/ II 169
Wundheit	Exkoriation und Intertrigo 578/ II 172 Gelenkbeugen 835/ II 429 Genitalien, ml. 1875/ III 741 Genitalien, wbl. 1888, 1895/ III 754, 761 Haut, Dekubitus 577/ II 171 Leistengegend während Menses 1669/ III 535 zwischen den Oberschenkeln 835/ II 429 ⇒ feucht zwischen den Oberschenkeln 1877/ III 743 ⇒ W. der Rima ani 835/ II 429
Würgen	Zusammenschnüren des Halses 1413/ III 279 Zusammenschnüren des Magens 1585/ III 451
Würmer	Askariden, Oxyuren, Tänien 1756/ III 622 Erbrechen von W. 1602/ III 468 Herzklopfen. 633/ II 227 Konvulsionen 1957/ I 423 Kopfschmerzen durch Wurmleiden 268/ I 268 Träume von W. 402/ I 402

Wurm
Wurmgefühl im Hals 1404/ III 270
Wurmgefühl in der Harnblase 1803/ III 669
Wurmgefühl unter der Haut 2019/ I 485

Wurst
< 2050/ I 516
⇒ Fett < 2047/ I 513

Wut
75/ I 75
Blutandrang zum Kopf bei W. 179/ I 179
Gesichtsausdruck, verzerrt 483/ II 77
Gesicht rot 495/ II 89
– vor W. eingefallen 482/ II 76

Z

Zaghaft	schüchtern 149/ I 149 ⇒ Mangel an Selbstvertrauen 94/ I 94
Zahnbehandlung	wird nicht vertragen 1353/ III 219
Zähneknirschen	im Schlaf 515, 1354/ II 109, III 220 ⇒ Zähnezusammenbeißen, Neigung zum Z. 1354/ III 220
Zahnextraktion	profuse Blutung nach Z. 1345/ III 211 Schmerzen nach Z. 1348/ III 214 Zahnfleischschwellung nach Z. 1349/ III 215
Zahnfistel	1346/ III 212 ⇒ Wurzelabszeß 1354/ III 220
Zahnkaries	1354/ III 220 hohler Zahn empfindlich 1353/ III 219
Zahnschmerzen	in gesunden Zähnen 1366/ III 232 mit Gesichtsschwellung 521, 1369/ II 115, III 235 ⇒ Zahnschmerzen, rheumatische 1369/ III 235 ⇒ Zahnschmerzen bei nervösen Personen 1368/ III 234 *infolge Unterdrückung der Menses 1379/ III 245* *⇒ Zahnfleischblutung infolge Unterdrückung der Menses 1345/ III 211*
Zahnung	2063, 1355/ I 529, III 221 Diarrhoe 1746/ III 612 Erbrechen 1595/ III 461 Husten 1509/ III 375 Krämpfe 1957/ I 423 Reizbarkeit 81/ I 81 Speichelfluß 1339/ III 205
Zahnwurzelhaut	Entzündung, Periodontitis 1355/ III 221
Zärtlichkeiten	lassen gleichgültig 103/ I 103 weint bei Z. 147/ I 147

Zehen erfroren, Schmerzen in erfrorenen Z. 1019/ II 613
⇒ Gefühl wie erfrorene Z. 1020/ II 614

Zehenballen Schmerzen 1020, 1021/ II 614, 615

Zehennagel eingewachsen 914/ II 508
Gefühl wie Splitter unter den Zehennägeln 1019/ II 613

Zeit Modalitäten 2021/ I 487
erscheint unendlich lang 142/ I 142
täuscht sich in der Z. 36/ I 36
vertrödelt die Z. 149/ I 149

Zellgewebsentzündung Extremitäten, Entzündung 817/ II 411
Haut, Entzündung 557/ II 151
Panaritium 818/ II 412

Zellgewebsentzündung, Schwellung Arme, heiß, rot, schmerzhaft 933, 934/ II 527, 528
Beine, entzündlich, heiß, schmerzhaft 937/ II 531
Ellbogen, heiß, rot 934/ II 528
Fuß, entzündlich, heiß, rot, schmerzhaft 940/ II 534
Hand, entzündlich 935/ II 529
– heiß, ödematös, schmerzhaft 935/ II 529
Haut, entzündet 573/ II 167
Knie, heiß, schmerzhaft 938/ II 532
Sektionsverletzung der Finger mit Schwellung 936/ II 530
⇒ Sektionsverletzung 1988/ I 454
Unterarm, rot 934/ II 528

Zephalhämatom der Neugeborenen 180/ I 180

Zerebrales Fieber 439/ II 33

Zerebrospinales Fieber 438/ II 32

Zerstörungssucht 149/ I 149
möchte Sachen zerbrechen 149/ I 149
zerreißt Sachen 77/ I 77

Zickzacklinien flackernde, vor den Augen 1205/ III 71
⇒ Kreise im Zickzack vor den Augen 1204/ III 70
⇒ Flimmern vor den Augen 1201/ III 67

Ziegelmehlsediment im Urin 1863/ III 729

Zimmer
Schwindel, Z. wirbelt, 161/ I 161
Liegen im dunklen Z. > Kopfschmerzen 257/ I 257
Kopfschmerzen im überfüllten Z. 268/ I 268
Ohnmacht im überfüllten Z. 1966/ I 432
überfülltes Z. 2063/ I 529

Zimmer, warmes 2061/ I 527
Atemnot 1476/ III 342
Benommenheit 17/ I 1
Bewußtlosigkeit 20/ I 20
Blutandrang zum Kopf 179/ I 179
Hitze im Kopf 193/ I 193
Husten 1508/ III 374
Schwäche 1981/ I 447
Schwindel 171/ I 171
mentale Verwirrung 119/ I 119

Zittern
Augen 1166/ III 32
Extremitäten 959/ II 553
Gesicht, Kiefer, Lippen 524/ II 118
Hand, ⇒ Intentionstremor 961/ II 555
Kopf 229/ I 229
Zunge 1396/ III 262
⇒ Z. des Fußes bei Unterdrückung der Menses 963/ II 557

Zittern, äußerlich 1988/ I 454
vor Angst 1989/ I 455
im Fieber 449/ II 43
in Kälte 415/ II 9
vor Schreck 1990, 959/ I 456, II 553
im Zorn 151, 1990/ I 151, 456

Zittern, innerlich 2019/ I 485
Gefühl von i. Z. 1019/ I 485
After 1761/ III 627
Bauch 1659/ III 525
Brust 618/ II 212
Herz 619/ II 213
Magen 1584/ III 450
Rücken 706/ II 300

Zitterlähmung Paralysis agitans 1960/ I 426

Zittrige Schwäche 1981/ I 447

Zona Herpes zoster 589, 624/ II 183, 218

Zorn 150/ I 150
Beschwerden nach Z. 150/ I 150
über den eigenen Fehler 151/ I 151
macht Lebervergrößerung 1670/ III 536
Beschwerden durch unterdrückten Z. 151/ I 151

Zotenreißen → schamlose Gespräche 111/ I 111
⇒ schamlos 86/ I 86

Zucken 1991/ I 457
After 1761/ III 627
Augen 1166/ III 32
Bauch 1659/ III 525
Brust 619/ II 213
Brustmuskeln 637/ II 231
beim Einschlafen 1991/ I 457
Extremitäten 899/ II 493
Genitalien, ml. 1869/ III 735
in den wbl. Genitalien 1891/ III 757
Gesicht 524/ II 118
Hals, außen 1439/ III 305
– innen 1413/ III 279
Harnröhre 1826/ III 692
Herz 619/ II 213
Herzgegend 637/ II 231
gelähmte Körperteile 1992/ I 458
Lippen 525/ II 119
Magen 1585/ III 451
Mamma 619/ II 213
Nase 1283/ III 149
Prostata 1802/ III 668
Rücken 706, 716/ II 300, 310
Zunge 1389/ III 255
⇒ Schlaf, unterbrochen durch Z. der Glieder 404/ I 404
⇒ Erwachen, mit einem Ruck durch den Körper 374/ I 374

Zucker
Aufstoßen, sauer 1567/ III 433
Bauchschmerzen 1683/ III 549
Diarrhoe 1746/ III 612
Flatus 1749/ III 615
Husten, Modalitäten 1505/ III 371
Luftaufstoßen 1566/ III 432
Magenschmerzen 1629/ III 495
Sodbrennen 1606/ III 472
Verlangen 1619/ III 485

Zugluft
→ Luftzug 1997, 2045/ I 463, 511
⇒ Frieren bei geringster Z. 432/ II 26
Kopfschmerzen 257/ I 257

Zuhören
Kopfschmerzen 268/ I 268

Zukunft
Angst vor der Z. 10/ I 10
Kummer um die Z. 66/ I 66
weint über die Z. 147/ I 147

Zunge
1383/ III 249
beißt sich in die Z. 1333/ III 199
Halsschmerzen beim Herausstrecken der Z. 1426/ III 292
Landkartenzunge 1390/ III 256
roter Mittelstreifen auf der Z. 1386, 1387/ III 252, 253
Zahneindrücke in der Z. 1388/ III 254

Zungenbein
Schmerzen im Z. beim Schlucken 1426/ III 292

Zungenspitze
Bläschen 1390/ III 256
Brennen 1392/ III 258
Geschwüre 1388/ III 254
Schmerzen 1392/ III 258

Zupfen
an der Bettdecke 49/ I 49
an den Lippen 525/ II 119
Gefühl wie Zupfen an den Armen 815/ II 409

Zurückschlüpfen
der Fäzes 1751/ III 617

Zusammendrücken
Gefühl von Z. an den Extremitäten 815/ II 409
Rückenschmerzen, zusammendrückend 792/ II 386

Zusammen-schnüren
2019, 2020/ I 485, 486
des Anus verhindert Stuhlgang 1761/ III 627
des Bauches, wie mit einer Binde oder Schnur 1660/ III 526
der Extremitäten, 816/ II 410
⇒ Extremitäten, wie eingebunden 797/ II 391
⇒ Kontraktion der Muskeln und Sehnen 886/ II 480

Zwangs-vorstellungen
→ Wahnideen 120/ I 120

Zweifel
an Genesung 152/ I 152
⇒ Entmutigung 30/ I 30
⇒ Verzweiflung um die Gesundheit 119/ I 119

Zwerchfell
Entzündung 621/ II 215
Lähmung 638/ II 232
Schmerzen, stechend beim Sprechen 689/ II 283
Spasmen des Zwerchfells 636/ II 230

Zwerchfell-gegend
Schmerzen 665, 672, 696/ II 259, 266, 290

Zwiebel
Abneigung 1554/ III 420
Verdauungsstörungen 1587/ III 453
Verlangen 1620/ III 486
nach Z. < 2050/ I 516

Zwielicht
Angst im Z. 4/ I 4
Depressionen, Schwermut im Z. 90/ I 90
Furcht vor dem Morgengrauen 45/ I 45
⇒ Modalitäten, im Z. 2023, 2041/ I 489, 507

Zwischen-blutung
zwischen den Menses 1906/ III 772

Zwischen-rippenräume
Schmerzen 670, 675, 689/ II 264, 269, 283

Zwölffinger-darm-geschwür
→ Schmerzen, geschwürartig im Hypogastrium 1691/ III 557
⇒ Magengeschwür 1603/ III 469

Zyanose
1946/ I 412
im Gesicht 491/ II 85
der Neugeborenen 1946/ I 412

Zylinder im Urin 1853/ III 719

Zystische Tumoren
am Hals 1442/ III 308
an wbl. Genitalien 1888/ III 754

Zystitis 1819/ III 685
nach Unterdrückung von Hämorrhoiden 1820/ III 686
nach Unterdrückung der Menses 1820/ III 686

Anhang: Zusammenstellung der Unterdrückungen

Abdomen	*Bauchschmerzen nach Unterdrückung von Hämorrhoidalblutung 1678/ III 544* *– durch Unterdrückung der Menses 1680/ III 546* *– mit Frost und unterdrückten Menses 1678/ III 544*
Abortus	*durch Unterdrückung von Kummer 1908/ III 774*
Absonderungen	*Unterdrückung von A. 62, 179, 1957/ I 62, 179, 423* *⇒ Unterdrückung von Hautausschlägen 597/ II 191*
Amenorrhoe	*nach Unterdrückung der Menses 1902, 1903/ III 768, 769*
Anästhesie	*nach Unterdrückung von Ausschlägen 550/ II 144*
Anus	*Blutung des A. durch Unterdrückung der Menses 1757/ III 623*
Ärger	*Beschwerden durch unterdrückten des Ä. 151/ I 151*
Asthma	*durch Unterdrückung von Hautausschlägen 1466/ III 332* *durch Unterdrückung der Menses 1467/ III 333*
Atemnot	*nach Unterdrückung von Ausschlägen 1472, 1484/ III 338, 350* *nach Unterdrückung von Masern, Menses, Menorrhagie 1474/ III 340*
Aufstoßen	*Unterdrückung des A. macht Magenschmerzen 1562, 1623/ III 428, 489*
Auftreibung	*des Bauches und Flatulenz, nach Unterdrückung der Menses 1662/ III 528*
Augen	*Schwellung der Augenlider durch Unterdrückung der Menses 1162/ III 28*

Ausscheidungen	*→ unterdrückte Hautausschläge 597/ II 191* *Blutandrang zum Kopf bei unterdrückten A. oder plötzlich aufhörendem Schmerz 179/ I 179* *Hysterie nach Unterdrückung von A. 62/ I 62* *Konvulsionen nach Unterdrückung von A.1957/ I 423*
Auswurf	*blutig, nach Unterdrückung der Menses 1540/ III 406*
Bauch	*Auftreibung des B. bei Unterdrückung der Menses, 1662/ III 528* *Bauchschmerzen, krampfende, nach Unterdrücken von Hämorrhoidalblutung 1678, 1715/ III 544, 581* *– mit Frost und unterdrückten Menses 1678/ III 544* *– durch Unterdrückung der Menses 1680/ III 546*
Benommenheit	*durch Unterdrücken von Hautausschlägen 16/ I 16*
Bewußtlosigkeit	*durch Unterdrückung von Hautausschlägen und Menses 19/ I 19*
Blasenentzündung	*nach Unterdrückung von hämorrhoidalen Blutungen oder der Menses 1820/ III 686*
Blasenkatarrh	*nach Unterdrückung von Gonorrhoe 1820/ III 686*
Blutandrang	*zum Kopf infolge Unterdrückung der Menses 179/ I 179*
Bubo	*nach Unterdrückung von Gonorrhoe 1667/ III 533*
Chorea	*durch Unterdrückung von Ausschlägen 1946/ I 412*
Diarrhoe	*durch Unterdrückung von Hautausschlägen 1742/ III 608*
Dysurie	*infolge Unterdrückung der Menses 1804/ III 670*
Eierstockentzündung	*bei Unterdrückung von Gonorrhoe 1892/ III 758*
Erbrechen	*bei Unterdrückung der Menses 1591/ III 457* *durch Unterdrückung der Urtikaria 1594/ III 460*
Erbrechen, blutig	*bei Unterdrückung von Hämorrhoiden 1596/ III 462* *bei Unterdrückung der Menses 1596/ III 462*

Erotomanie, Nymphomanie	*durch Unterdrückung der Menses 71/ I 71*
Exanthem	*Unterdrückung von E. 586/ II 180* *Krämpfe infolge Unterdrückung von E. 1954/ I 420*
Fieber	*Unterdrückung von intermittierendem F. macht Schwerhörigkeit 1269/ III 135*
Flatulenz	*bei Unterdrückung der Menses 1662/ III 528*
Frieren, Kälte, Frost	*infolge Unterbrechung der Menses 433/ II 27*
Füße	*kalte F. durch Unterdrückung von Fußschweiß 882/ II 476*
Fußschweiß	*< allgemein, nach Unterdrückung von F. 882, 932/ II 476, 526* *Zusammenschnüren der Brust nach Unterdrückung von F. 646/ II 240* *Herzklopfen nach Unterdrückung von F. 632/ II 226* *kalte Füße nach Unterdrückung von F. 882/ II 476* *Katarakt nach Unterdrückung von F. 1156/ III 22* *Konvulsionen nach Unterdrückung von F. 1957/ I 423* *Trübsehen nach Unterdrückung von F. 1209/ III 75* *Trockenheit der Nase nach Unterdrückung von F. 1317/ III 183* *Verstopfung der Nase nach Unterdrückung von F. 1318/ III 184*
Gefühllosigkeit	*Anästhesie nach Unterdrückung von Hautausschlägen 550/ II 144*
Gelenkschmerzen	*nach unterdrückter Gonorrhoe 973/ II 567*
Gemütsleiden	*nach unterdrückten Hautausschlägen 55/ I 55* *bei unterdrückten Menses 55/ I 55*
Gesichtsschmerz	*infolge Unterdrückung von Hautausschlägen 530/ II 124*
Gicht	*nach Unterdrückung von Gonorrhoe 1495/ III 361*

Glieder-schmerzen
nach Unterdrückung von Gonorrhoe 973/ II 567
nach Unterdrückung von Hämorrhoiden 969/ II 563

Gonorrhoe
Blasenkatarrh durch Unterdrückung von G. 1820/ III 686
Blutung der Harnröhre durch Unterdrückung von G. 1824/ III 690
Diarrhoe nach Unterdrückung von G. 1742/ III 608
Gelenkschmerz nach Unterdrückung von G. 973/ II 567
Gliederschmerz, rheumatisch, nach Unterdrückung von G. 969/ II 563
Harnsperre durch Unterdrückung von G. 1800/ III 666
Husten nach Unterdrückung von G. 1495, 1534/ III 361, 400
Kniegelenkentzündung nach Unterdrückung von G. 817/ II 411
Knöchelschmerz nach Unterdrückung von G. 1015/ II 609
Orchitis nach Unterdrückung von G. 1869/ III 735
Ovaritis nach Unterdrückung von G. 1892/ III 758
Prostatitis nach Unterdrückung von G. 1802/ III 668
< im allgemeinen durch unterdrückte G. 1948/ I 414

Grippe
Unterdrückung der G. macht Ohrenschmerzen 1233/ III 99

Hämoptoe
infolge Unterdrückung von Hämorrhoidenblutung 622/ II 216
infolge Unterdrückung von Menses 622, 1540/ II 216, III 406

Hämorrhoiden
Bauchschmerzen bei Unterdrückung der H.-Blutung 1678/ III 544
Bauchschmerzen, krampfende, bei Unterdrückung der H.-Blutung 1715/ III 581
Hämoptysis nach Unterdrückung der H.-Blutung 622/ II 216
Unterdrückung der Menses mit H. 1764/ III 630
Unterdrückung der H. < allgemein 1764/ III 630
Zystitis nach Unterdrückung der H.-Blutung 1820/ III 686

Harnblase *Dysurie bei Unterdrückung der Menses 1804/ III 670*
Entzündung bei Unterdrückung der Menses 1820/ III 686

Harndrang *häufig bei Unterdrückung der Menses 1814/ III 680*

Harnröhre *Blutung infolge Unterdrückung der Menses 1823/ III 689*
Blutung infolge Unterdrückung der Gonorrhoe 1824/ III 690

Harnsperre *infolge Unterdrückung von Gonorrhoe 1800/ III 666*

Hautausschläge *Asthma nach Unterdrückung von H. 1466/ III 332*
Herpes unterdrückt 588/ II 182
Pruritus nach Unterdrückung von H. 555/ II 149
Skabies unterdrückt 594/ II 188
< nach Unterdrückung von H. 597/ II 191

Hemiplegie *nach Unterdrückung von Ausschlägen 908 ff./ II 502 ff.*

Herpes *< durch Unterdrückung des H. 588/ II 182*

Herz *Herzklopfen bei Unterdrückung der Menses 631/ II 225*
– nach unterdrückten Hautausschlägen 632/ II 226

Husten *infolge Unterdrückung von Fieber 1499/ III 365*
– – – Gonorrhoe 1495, 1534/ III 361, 400
– – – Hautausschlägen 1500/ III 366
– – – Menses 1504/ III 370

Hydrozele *nach Unterdrückung von Ausschlägen 1880/ III 746*

Hysterie *nach Unterdrückung von Absonderungen 62/ I 62*

Kälte, kalt *kalte Füße durch Unterdrückung von Fußschweiß 882/ II 476*
Unterdrückung der Menses durch K. 1903/ III 769

Katarrh *Unterdrückung von K. macht Kopfschmerzen 330/ I 330*

Kindbettfieber *durch Unterdrückung der Lochien 444/ II 38*

Kniegelenkentzündung *infolge Unterdrückung von Gonorrhoe 817/ II 411*

Konvulsionen *nach Unterdrückung von Ausscheidungen 1957/ I 423*
durch Unterdrückung von Ausschlägen 1954/ I 420
nach Unterdrückung von Exanthemen 1954/ I 420
durch Unterdrückung der Menses 1956/ I 422

Kopf *Blutandrang zum K. bei unterdrückten Ausscheidungen 179/ I 179*
– durch unterdrückte Lochien 180/ I 180
– durch unterdrückte Menses 179/ I 179
schwerhörig nach unterdrückten Ausschlägen am K. 1269/ III 135

Kopfschmerzen *bei Unterdrückung von Hautausschlägen 252/ I 252*
– – von Katarrh 330/ I 330
– – der Lochien 180/ I 180
– – von Menses 258/ I 258
– – von Schnupfen 262/ I 262
– – von Schweiß 263/ I 263
– – von sexuellem Verlangen 263/ I 263

Krämpfe *durch Unterdrückung von Absonderungen 1957/ I 423*
– – von Ausschlägen 1954/ I 420
wenn ein Exanthemen unterdrückt wurde 1954/ I 420
durch Unterdrückung der Menses 1956/ I 422

Kreuzschmerzen *bei Unterdrückung der Menses 744/ II 339*), II 338*

Lähmung *der Arme durch Unterdrückung von Hautausschlägen 909/ II 503*
der Beine durch Unterdrückung von Hautausschlägen 910/ II 504
durch Unterdrückung von Hautausschlägen 1959/ I 425
– – – Hautausschlägen, Malaria, Schweiß 908/ II 502

Lochien *Unterdrückung, Folgen 1908/ III 774*
– macht Blutandrang zum Kopf 180/ I 180
– macht Kindbettfieber 444/ II 38

Lumbalgie, Lumbago *bei Unterdrückung der Menses 744/ II 338, 339*)*

Lungen *Lungenentzündung bei Unterdrückung der Menses 620/ II 214*
Lungentuberkulose bei Unterdrückung der Menses 638/ II 232

Magen *Bluterbrechen nach unterdrückten Hämorrhoidalblutungen 1596/ III 462*
– nach unterdrückten Menses 1596/ III 462
Erbrechen bei Unterdrückung von Menses 1591/ III 457
– bei Unterdrückung von Urtikaria 1594/ III 460
Magenschmerzen nach unterdrücktem Aufstoßen 1562, 1623/ III 428, 489

Malaria *Gesichtsschmerzen nach unterdrückter M. 533/ II 127*
Lähmung nach unterdrückter M. 908/ II 502
Ohrenschmerzen nach unterdrückter M. 1233/ III 99

Mamma *Schmerzen in der M. bei unterdrückten Menses 661/ II 255*

Mannstollheit *bei unterdrückten Menses 71/ I 71*

Menses *Unterdrückung 1902, 1903/ III 768, 769*
– macht Atemnot 1474/ III 340
– – Asthma 1467/ III 333
– – blutigen Auswurf 1540/ III 406
– – Bauchschmerzen 1680/ III 546
– – Blut im Urin 1851/ III 717
– – Bluterbrechen 1596/ III 462
– – Blutung aus der Harnröhre 1823/ III 689
– – Erbrechen 1591/ III 457
– – Husten 1504, 1535/ III 370, 401
– – Kopfschmerzen 258/ I 258
– – Nymphomanie 71/ I 71
– – Schwermut 92/ I 92

Muskeln *Muskellähmung nach Unterdrückung von Ausschlägen 908/ II 502*
– – – von Malaria 908/ II 502
– – – von Schweiß 908/ II 502

Muttermilch	*Konvulsionen infolge Unterdrückung von M. 1957/ I 423* *< durch Unterdrückung der M. 640/ II 234*
Nase	*Trockenheit der N. nach unterdrücktem Fußschweiß 1317/ III 183*
Nasenbluten	*Unterdrückung der Menses mit N. 1286/ III 152*
Obstipation	*durch Unterdrückung der Menses 1751/ III 617*
Ohrenabsonderung	*Unterdrückung der O. 1214/ III 80* *nach unterdrückten Hautausschlägen 1214/ III 80*
Ohrengeräusche	*infolge Unterdrückung der Menses 1255/ III 121*
Ohrensausen	*infolge Unterdrückung der Menses 1263/ III 129*
Ohrenschmerzen	*infolge Unterdrückung von Grippe 1233/ III 99*
Ovarien	*Ovaritis infolge Unterdrückung von Gonorrhoe 1892/ III 758* *Kongestion der O. infolge Unterdrückung der Menses 1892/ III 758* *Wundheitsschmerz infolge Unterdrückung der Menses 1931/ III 797*
Ozäna	*infolge Unterdrückung von Skabies 1310/ III 176*
Prostatitis	*infolge Unterdrückung von Gonorrhoe 1802/ III 668*
Rheumatische Schmerzen	*nach unterdrückter Gonorrhoe 969, 973/ II 563, 567* *– – Hämorrhoiden 969/ II 563*
Rückenschmerzen	*Unterdrückung der Menses macht R. 728, 776, 786/ II 322, 370, 380*
Ruhelosigkeit	*Unterdrückung der Menses macht R. 85/ I 85*
Schlaf	*Unterdrückung von Ausschlägen macht komatösen S. 371/ I 371*
Schlafwandeln	*nach Unterdrückung von Gemütsbewegungen 86/ I 86*
Schleimhautabsonderungen	*Unterdrückung von Sekreten und Exkreten macht Krämpfe 1957/ I 423*

Schweiß	*Folgen von Schweißunterdrückung 2054, 467, 479/ I 520, II 61, 73* *Diarrhoe nach Schweißunterdrückung 1745/ III 611* *Lähmung der Beine bei unterdrücktem S. 907/ II 501* *Kopfschmerz durch Unterdrückung von S. 263/ I 263*
Schwerhörigkeit	*infolge Unterdrückung von Ausschlägen 1269/ III 135* *– – – Fieber 1269/ III 135*
Schwindel	*infolge Unterdrückung von Ausschlägen 162/ I 162* *– – der Menses 165/ I 165*
Sexuelles Verlangen	*Unterdrückung, Modalitäten 2056/ I 522* *– macht Beschwerden 1883/ III 749* *– – Kopfschmerzen 263/ I 263*
Skabies	*Husten infolge Unterdrückung von S. 1500 / III 366*
Speichel	*Unterdrückung 1339/ III 205* *– bei zahnenden Kindern 1339/ III 205*
Steißbein	*Schmerzen nach Unterdrückung der Menses 750/ II 331*), 344*
Stupor	*durch Unterdrückung von Hautausschlägen 16/ I 16*
Sündenfurcht	*Verzweiflung, religiöse, während Unterdrückung der Menses 120/ I 120*
Urtikaria	*Unterdrückung der U. macht Erbrechen 1594/ III 460*
Uterus	*Schmerzen infolge Unterdrückung der Menses 1927/ III 793*
Verstopfung	*der Nase infolge Unterdrückung des Fußschweißes 1318/ III 184*
Wahnsinn	*infolge Unterdrückung von Hautausschlägen 55, 143/ I 55, 143* *– – – Menses 143/ I 143*
Wehen	*unterdrückt und fehlend 1937/ III 803*

Wochenbett	*Wochenbettfieber durch Unterdrückung der Lochien 444/ II 38*
Zahn-schmerzen	*infolge Unterdrückung der Menses 1379/ III 245* *⇒ Zahnfleischblutung infolge Unterdrückung der Menses 1345/ III 211*
Zittern	*des Fußes bei Unterdrückung der Menses 963/ II 557*
Zorn	*Beschwerden durch unterdrückten Z. 151/ I 151*
Zystitis	*nach Unterdrückung von Hämorrhoiden 1820/ III 686* *nach Unterdrückung von Menses 1820/ III 686*

Literatur

Hahnemann, S.: Organon der Heilkunst. 6. Aufl., Karl F. Haug Verlag, Heidelberg 1996.

Hahnemann, S.: Die Chronischen Krankheiten. 5 Bde. Karl F. Haug Verlag, Heidelberg 1995.

Hahnemann, S.: Reine Arzneimittellehre. 6 Bde. Karl F. Haug Verlag, Heidelberg 1995.

Kent, J. T.: Kents Arzneimittelbilder. 9. Aufl., Karl F. Haug Verlag, Heidelberg 1996.

Kent, J. T.: Lectures on Homoeopathic Philosophy, Chicago. 5. edition 1954. Übersetzung hiervon durch *Dr. J. Künzli* unter dem Titel: Zur Theorie der Homöopathie. Verlag Grundlagen und Praxis, Leer 1973.

Schmidt, P.: Biographie du Dr. J. T. Kent. Groupement Hahnemannien de Lyon 1967, Quatrième série, Nr. 5. pg. 149.